ARM? 앎!
상지질환의 한의학적 진단과 치료

ARM? 앎!
상지질환의 한의학적 진단과 치료

1판 1쇄 펴냄 2019년 6월 17일

지은이 | 정다운, 오명진, 윤상훈
정리 | 김윤주
펴낸이 | 정다운
펴낸곳 | 한의정보협동조합 출판부
편집 | 김윤주, 안지위, 윤원, 유동원, 이종복
일러스트 | 이서지, 본메디컬 김지수, 메디라운지 남윤정
북디자인 | 서인선
인쇄 | (주)한국학술정보 북토리 080-855-8285

출판등록 | 2016년 10월 4일(광주 광산 2016-000006호)
주소 | (47241)부산광역시 부산진구 중앙대로 808, 3층
전화 | 010-7246-7321, (051)715-7322 **FAX** | (051)714-1397
홈페이지 | www.komic.org   **E-mail** | mail@komic.org

© 정다운, 오명진, 윤상훈, 2019. Printed in Seoul, Korea.
ISBN 979-11-964404-1-1 (93040)

- All rights reserved. First edition printed in Korea.
- 이 책을 무단 복사, 복제, 전재 하는 것은 저작권 법에 저촉됩니다.
- 잘못 만들어진 책은 교환해 드립니다.
- 책 내용에 관해 궁금한 사항이 있으시면, 한의정보협동조합
  (010-7246-7321, mail@komic.org)로 문의 주시기 바랍니다.

ARM? 앎!

상지질환의 한의학적 진단과 치료

저자 **정다운** | **오명진** | **윤상훈**
정리 **김윤주**

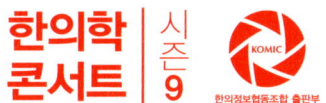

차례

1교시. 팔꿈치, 손목, 손 질환의 해부, 진단 및 치료

총론: 개요 및 진단방법   14

- 01   병력 청취 History Taking   14
- 02   이학적 검사 Physical Examination   16
- 03   외력-염좌 곡선 Stress-strain Curve   17
- 04   건과 인대 Tendon and Ligament   18
- 05   경추 문제의 감별   19
    - 1) 피부분절 Dermatomes   19   2) 근육분절 Myotomes   21   3) 후관절 Facet Joint   24
- 06   말초신경의 병변 Peripheral neuropathy   30
- 07   건병증 Tendinopathy   32
- 08   전침과 콜라겐 Electroacupuncture and collagen fibers   35
- 09   인대 및 힘줄의 회복 과정 Ligament and tendon healing process   35
- 10   신경병증 Neuropathy   36
- 11   이학적 검사 Physical Examination   37
- 12   생체역학 Biomechanics   38
- 13   근막 Myofascia   43

각론: 다빈도 질환 증례 Case of Frequent Diseases　44

- 01　흉곽출구증후군 Thoracic outlet syndrome　45
- 02　테니스 엘보 Tennis elbow　48
- 03　골퍼 엘보 Golfer elbow　50
- 04　손목터널증후군 Carpal tunnel syndrome　51
- 05　드쿼르벵 병 De quervain's disease　53
- 06　손목 염좌 Wrist Sprain　54
- 07　손목과 손가락의 관절염 Arthritis of wrist and finger　58
- 08　탄발지 Trigger finger　58
- 09　요골신경마비 Radial nerve palsy　59

2교시. 팔꿈치, 손목, 손가락의 초음파 스캔

총론: 해부학적 내용 및 초음파 스캔　66

- 01　주관절 Elbow　66
  - 1) 주관절 전면　67　2) 주관절 외측면　72　3) 주관절 내측면　76　4) 주관절 후면　80
- 02　손목과 손 Wrist joint and Hand　82
  - 1) 손목 스캔　84　(1) 손목의 손등쪽 스캔　84　(2) 손목의 손바닥쪽 스캔　89
  - 2) 손가락 스캔　92

각론: 팔꿈치, 손목, 손가락의 병변　96

- 01　주관절 Elbow joint　96
  - 1) 주관절 관절액 증가 (관절낭염)　96　2) 원위부 이두근건증, 이두근-요골 점액낭염　98
  - 3) 상완골 외상과염　100　4) 상완골 내상과염　100　5) 내측측부인대 손상　101　6) 회외근 증후군　102　7) 주관터널 증후군　103　8) 척골신경 아탈구　104　9) 주두 점액낭염　105

02 손목 Wrist joint 105

　　1) 드쿼르벵병 105   2) 교차증후군 106   3) 척측수근신근 아탈구 108   4) 손목 관절낭염 108

　　5) 손목 결절종 109   6) 요골 골절 110   7) 주상골 골절 111   8) 수근관 증후군 113

03 손 Hand 115

　　1) Gamekeeper's thumb 115   2) 시상대 손상 117   3) 탄발지 119   4) 등반가의 손가락 121

　　5) 수지굴근 건초염 122   6) 손가락 골절 123

3교시. 팔꿈치, 손목, 손가락의 도침치료

총론: 도침 개론(연구 현황 및 치료 영역) 130

01 도침의 연구현황 130

　　1) 도침치료 메타분석 연구 현황 132   2) 근막통증증후군에서의 도침사용 133

02 도침의 치료기전 134

　　1) 퇴행성 슬관절염에 대한 일반침과 도침의 비교 134   2) 요통을 유발시킨 쥐에서 전침과 도침의 비교 135   3) 퇴행성 슬관절염 모델에서 도침과 히알루론산 효과 비교 136   4) 퇴행성 슬관절염 모델에서 관절재생 신호에 영향을 주는 도침의 효과 138

03 도침의 실제적 사용 139

　　1) 뇌졸중 후 강직에 대한 도침치료: 증례 보고 141   2) 말초성 외상 후 경부 근긴장이상증에 대한 도침치료: 증례 보고 142   3) 통증과 근육 긴장에 효과적인 도침치료 143

04 도침치료의 주의사항 144

05 도침과 병행하면 좋은 치료 146

　　1) 섬수약침 146   2) 아이스팩 148   3) 테이핑 148

각론: 도침의 실제적 사용 149

01 흉곽출구증후군 149

　　　　1) 흉곽출구증후군 vs 경추 추간판 탈출증　149　2) 치료 적용 혈위(穴位)　149

02　테니스 엘보　151

　　　　1) 테니스 엘보와 건증　151　2) 초음파 진단을 통한 주관절 외상과염 증례 보고　153　3) 치료 적용 혈위(穴位)　153

03　골퍼 엘보　155

　　　　1) 치료 적용 혈위(穴位)　155

04　손목터널증후군　155

　　　　1) 치료 적용 혈위(穴位)　156　2) 경증(輕症)과 중증(重症)　157　3) 손목터널 절개 수술의 부작용　158

05　손가락 관절염　158

　　　　1) 치료 적용 혈위(穴位)　159

06　탄발지　161

　　　　1) 치료 적용 혈위(穴位)　162　2) 단계별 치료 및 예후　163

머리말

 한의정보협동조합 출판부의 첫 학술서적 출간을 진심으로 기쁘게 생각합니다. 책 한 권을 만들어 내는 데 얼마나 많은 노력이 드는지 다시금 몸으로 느끼게 됩니다. 책 제목은 한의학콘서트 시즌 9의 제목인 'Arm? 앎!'을 그대로 가져오고 '상지질환의 한의학적 진단과 치료'라는 부제만 덧붙였습니다.

 이 책을 통해 한의학콘서트와 한의정보협동조합을 처음 알게 된 분들도 계실 것입니다. 2015년 10월에 젊은 한의사 5명이 재능기부 형태로 각자가 매진하던 분야에 대해 강연을 하였고, 수익금 전체를 한의사협회에 기부했습니다. 첫 한의학콘서트는 그렇게 200여 명의 한의사와 함께 시작하였고, 시즌을 거듭하며 여러 가지 변화를 꾀하게 됩니다. 강의 정리집을 펴내기도 했고, 동영상을 촬영하여 배포하기도 했습니다. 그러다가 한의학콘서트의 기획과 강연을 맡던 사람들이 주축이 되어 한의정보협동조합을 설립하였습니다. 그리곤 한의사를 위한 잡지를 만들고, 강연을 기획하며, 양질의 임상 정보를 공유하기 위한 출판사도 만들었습니다. 잡지와 강연을 통해 정보 선순환의 고리를 만들어 출판까지 이어지는 생태계를 만들고 싶었던 것입니다. 목표한 대로 한의정보협동조합은 지금까지 2년 이상 잡지를 발간해 오고 있으며, 11회의 한의학콘서트를 개최하였고, 이제 첫 학술서적을 펴내게 되었습니다.

 한의학콘서트 시즌 5에서 처음 한자리에 모였던 강사 세 분에 대해서도 간략히 말씀드려야겠습니다. 2016년 11월에 'No shoulder'라는 제목으로 어깨질환에 대해 각자 매진하는 부분을 강연으로 엮었던 저와 오명진 원장님, 윤상훈 원장님은 참으로 귀한 인연을 맺게 되었습니다. 이학적 검사와 감별진단, 한의치료에 매진하는 저, 초음파 진단과 병리학에 정통하신 오명진 원장님, 만성질환을 도침으로 접근하여 효과적으로 치료하시는 윤상훈 원장님의 조합은 강연에 깊이와 너비를 더하기에 충분하였습니다. 그 강연의 여운을 이어 2018년 3월 시즌 9

'Arm? 앎!'에서는 상지질환을 주제로 다시 한 번 만나게 되었습니다. 그리고 강연 내용을 바탕으로 책을 만들기로 했습니다. 시간관계상 강연에서 다루지 못했던 내용을 추가하고, 국내 정상급 메디컬 일러스트로 그림을 보충하였으며, 수많은 사진과 표를 추가하며 전체 내용을 다시 쓰다시피 했습니다.

강연을 하다 보면 각자의 우물에 대해서만 단정적으로 말하게 됩니다. 게다가 의학 정보는 시간이 지나면서 변화하고, 전문분야로 세분화되어 일관된 통찰력을 갖기 어려워지는 것 역시 사실입니다. 하지만 이 책에서는 마음이 맞는 3명의 강사가 각자의 분야를 중심으로 특정 부위의 질환에 대해 입체적으로 이야기를 풀어갈 때 어떠한 시너지가 나는지 확인할 수 있을 겁니다. 다르지만 결국 하나로 통하는 3인의 시각을 통해 외골수가 아닌 합리적 소통과 이해 가능한 한의학을 향해 한 걸음 다가가고자 했습니다. 3인의 강사와 한의학콘서트에 참여하셨던 많은 한의사들, 이후에 원고를 수정하고, 그림을 다시 그리고, 디자인하느라 수고하신 많은 분들 덕에 이렇게 통찰력을 갖춘 좋은 결과물이 나올 수 있음에 감사할 따름입니다.

개인적인 고백으로 머리말을 맺을까 합니다. 저는 신경학적 검사를 비롯한 이학적 검사를 통한 진단, 그리고 진단에 맞는 한의치료를 중심으로 진료하고 강연을 하는 사람입니다. 그런데 이번 기회에 오명진 원장님을 통해 초음파를 접하면서 구체적인 병변과 병리에 관한 인식의 도약을 꾀할 수 있었습니다. 또한 윤상훈 원장님을 통해 도침에 대한 제 선입견을 깨고, 만성질환에 효과적인 치료 무기를 하나 추가할 수 있었습니다. 더불어 두 분 모두의 영향으로 제가 일차적으로 주목하는 말초 질환의 척추 연관성에 더하여 국소부위의 진단과 치료에 대한 지평을 넓히게 되었음을 진심으로 감사하게 생각합니다. 두 분께 감사하는 마음은 저뿐만 아니라 이 책을 읽을 다른 분들도 공감하실 것입니다. 제가 미리 독자들을 대표해서 감사드리고자 합니다.

모쪼록 책을 덮을 즈음 작은 변화가 있길 기대합니다. 부족하지만 상지질환으로 한의원을 내원하는 환자들을 마주할 때 도반 세 명이 진료를 돕는 듯한 든든함을 느끼시길 기원합니다.

2019년 6월 1일
한의정보협동조합 이사장 정다운 배상

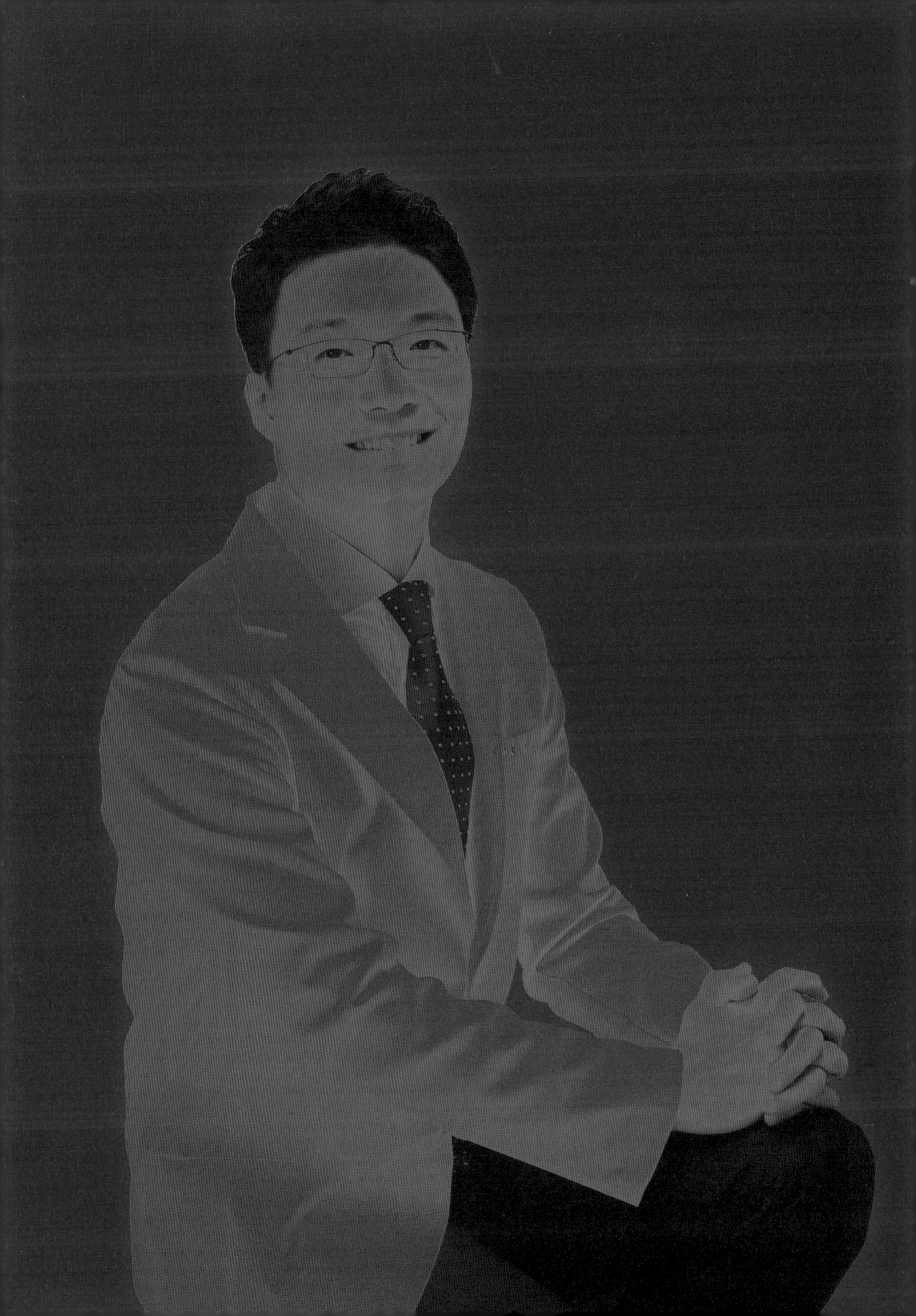

정다운 원장

중학교 시절 척추분리증을 진단받고 요통환자로 살아온지 20년이 훌쩍 넘었다. 2006년 동신대학교 한의과대학을 졸업하여 한의사가 되고, 서울 국립중앙의료원 한방진료부에서 인턴 및 침구과 레지던트 생활을 거쳐 침구과 전문의가 되었다. 2010년 전남 함평군에서 공중보건한의사로 재직하던 중 방송통신대학교 정보통계학과에 편입하여 통계공부를 했다. 2013년 광주 광산구 신창동에서 푸른산한의원을 개원하여 운영하였다. 2016년 한의사들의 정보 공유를 위한 한의정보협동조합을 설립하여 현재까지 이사장을 맡고 있다. 2017년 1월 프리미엄 한의학 매거진 《On Board》를 창간하여 발행인을 맡고 있다.

요통환자로서의 세월과 요통치료의 경험을 담아 《숲을 보는 요통치료》를 저술하였다. 광주광역시, 대구광역시, 제주특별자치도 공중보건한의사협회 및 LA 재미한의사협회 학술대회에서 강연한 바 있다. 현재 다음 도전을 위해 휴식 중이다.

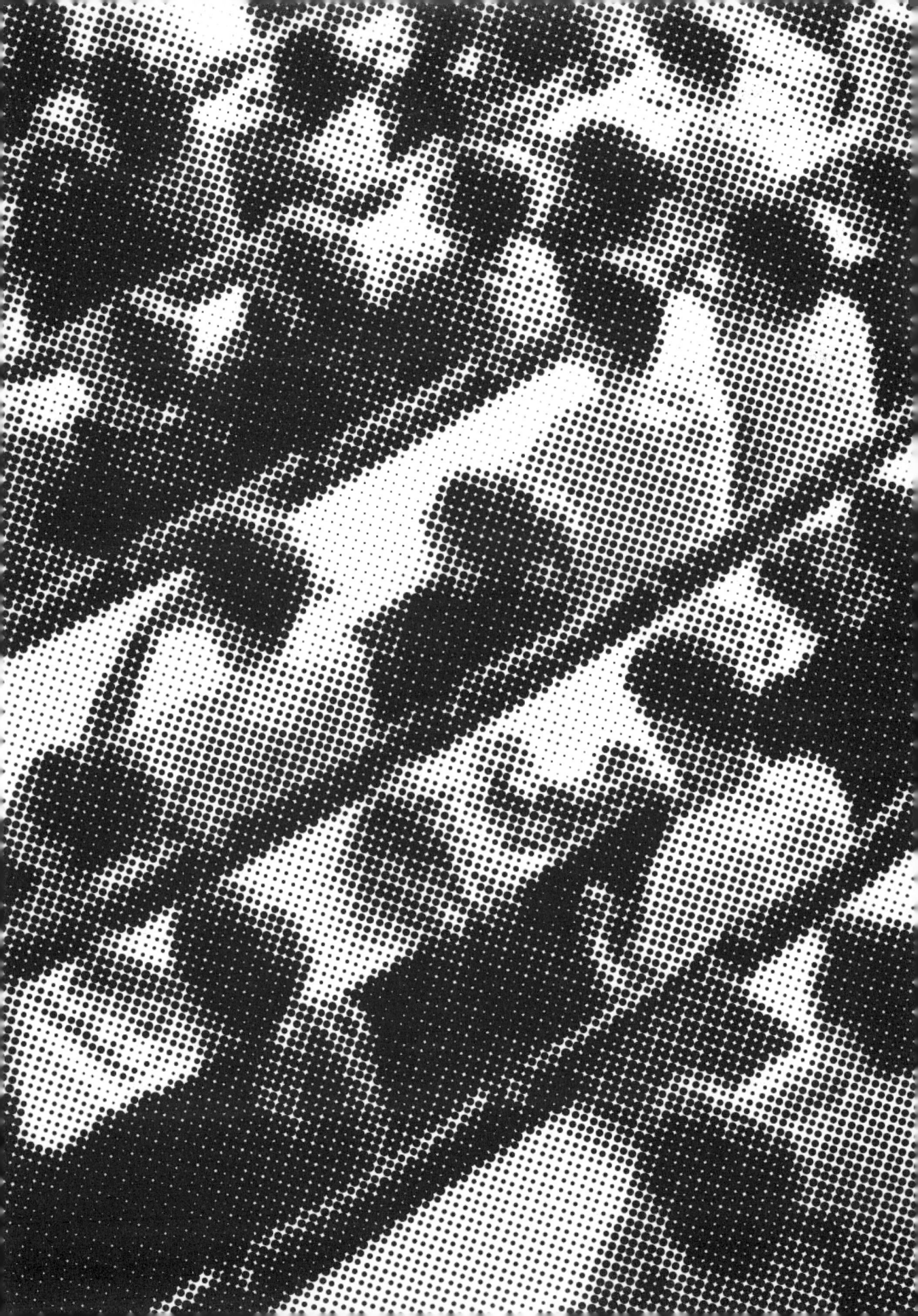

1교시

팔꿈치, 손목, 손 질환의 진단 및 치료

안녕하십니까. 한의정보협동조합 이사장 정다운입니다. 만나뵙게 되어 영광입니다.

2016년 11월 27일에 이곳(강남역 SC 컨벤션 센터)에서 한의학 콘서트 시즌 5. 강연을 했습니다. 강연 후, 윤상훈 원장님, 오명진 원장님 그리고 진행팀과의 회식 자리에서 '알찬 강의를 하게 돼서 참 기분 좋다. 강의에 다들 만족해 하니 팔꿈치 아래로도 한 번 해보자.'는 말이 나왔습니다.

그 말이 시작이 되어 여러분과 저희 강사 3인이 오늘 이렇게 만나게 되었습니다. 강의 내용이 팔꿈치, 손목, 손 질환까지 광범위 하다 보니 강의를 어떻게 구성할지 고민이 많았습니다. 그래서 강의 방향은 케이스 위주로 진행하는 것이 좀 더 나을 것 같다고 결론을 내렸습니다. 그러한 강의 방향에 맞춰 2017년 12월, 한의플래닛 오픈기념으로 한의사협회 대강당에서 했던 테니스 엘보 강의안을 기본적인 뼈대로 하고 실제 위 질환(팔꿈치, 손목, 손가락)으로 내원하는 환자들의 사진을 찍어 강의안을 만들어 보았습니다. 팔꿈치 아래 질환에서는 발병빈도가 높은 테니스 엘보, 손목 염좌와 기타 다빈도 질환을 섞어서 설명하겠습니다. 간단하게 강의에 대한 소개를 드렸고, 강의를 시작하겠습니다.

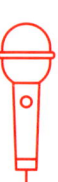

개요 및 진단방법

1. 병력 청취 History Taking

병력 청취 History Taking

C/C) 어디가 불편하세요?
mode of onset) 외상의 유무
P/I) 부위와 불편감의 종류(통증? 저림? 무딤? 시림?)
P/Ex) 능동검사 ➡ 수동검사 ➡ 저항검사
R/O) 의심되는 병명, 병리상태

[표 1] 병력청취 목록

먼저 제가 하는 초진 진찰 및 차팅 방법부터 소개드리겠습니다[표 1]. 저는 초진환자를 맞이하면 반드시 일어서서 인사드리고(차트 위에 소개자가 적혀있는 분들은 미리 악수를 하기도 합니다) 앉으면서 '어디가 불편하세요?'라고 주소증(Chief Complaints; C/C)을 먼저 확인합니다. 그리고 외상이 있었는지, 과사용이 있었는지 등의 발생동기(Mode of Onset)를 반드시 확인합니다. 척추 질환의 경우 원인이나 병리적 상태를 환자가 인식하지 못하는 경우가 많으나 말초질환으로 갈수록 외상이나 과사용으로 발생하는 경우가 많아서 발생동기의 확인은 매우 중요합니다.

통증의 부위와 통증양상(통증, 저림, 무딤, 시림)을 확인하고 과거력과 수술력도 꼼꼼하게 체크합니다. 한 예로 '양방에서 스테로이드 주사 2회 정도 맞았어요.'라는 테니스 엘보 환자의 과거력이 있으면 예후를 좀 더 길게 잡습니다.

다음으로 이학적 검사는 능동검사 → 수동검사 → 저항검사 → 촉진의 순서를 밟는데, 정형의학의 아버지라고 불리는 영국의 정형외과 의사 시리악스(James Cyriax)의 포맷을 기본으로 하고, 수정보완하여 사용하고 있습니다. 다른 근골격질환에서도 대부분 적용되고 특히 말초질환에서 위 방식이 매우 유효합니다.

마지막으로 이렇게 얻은 정보를 가지고 추정진단(Rule Out; R/O)을 합니다. 추정진단을 해야 예후를 미리 그려볼 수 있으며 예후대로 진행되지 않았을 때 치료방법을 바꾸거나, 추가검사를 하거나, 전원을 하는 등 단계를 밟아갈 수 있기 때문에 반드시 추정진단을 하시길 추천 드립니다.

Case #1

C/C) 손목이 시큰시큰 해요
O/S) 2주 전 넘어지면서 짚음

P/I) Wrist pain and instability
P/Ex) Passive extension : painful
　　　 Weight bearing : painful
　　　 Tenderness on radiocarpal ligament
P/H) none
R/O) Radiocarpal ligament sprain

[표 2]

오늘 준비된 10여 케이스 중 하나를 먼저 살펴보겠습니다[표 2]. 주소는 '손목의 시큰거림'이고, 2주전 넘어지면서 손을 땅에 짚었다고 합니다. 특정 인대에 손상이 왔을 확률이 클 것이라고 예상합니다. 의학적 용어로 살짝 바꾸면 '손목의 통증과 불안정성(instability)'라고 표현하면 좋을 것 같습니다. 저는 환자가 오면 보통 수동적으로 완전신전(full extension)과 완전굴곡(full flexion)을 시켜보는데, 대개의 경우 손목의 수동 신전시 통증이 옵니다. 그래서 환자들은 '아침에 침대를 짚고 일어설 때 아파요.'라고 표현하게 됩니다. 위 환자의 경우 수동검사에도 통증을 호소하고 체중이 실리는 동작에도 통증을 호소합니다. 요수근인대(radiocarpal ligament) 어딘가의 손상으로 추정됩니다(혈자리로 보면 '계-지-곡'으로 외우는 양계(陽谿), 양지(陽池), 양곡(陽谷)에 해당하고 주로 양지 부위에 손상이 흔합니다). 최종적으로 'Radiocarpal ligament sprain'으로 추정진단하고 치료를 시작해 보았습니다.

2. 이학적 검사 Physical Examination

다음으로 이학적 검사에 대해 말씀드리겠습니다. 반복적으로 설명 드리겠지만, 이학적 검사에서는 큰 그림을 그리는 것이 중요합니다. 더글라스는 일차진료의가 접할 수 있는 경추통의 가장 흔한 원인을 3가지로 간추리고 있습니다(Douglass, 2004)[표 3].

일차진료 현장에서 경추통의 가장 흔한 3대 원인
단순 경추 통증(Axial neck pain)
편타손상(Whiplah-associated disorder)
경추성 방사통(Cervical radiculopathy)

[표 3]

목, 어깨 부위의 통증은 기본이고(axial neck pain), 팔꿈치까지 통증이 방사되기도 하고 손 쪽으로 저림이나 시림 등의 증상을 나타낼 수도 있습니다. 거기에 교통사고 등의 외상으로 두통, 상지저림 등 증상을 나타내기도 하죠. 그래서 팔꿈치 통증으로 환자가 내원했을 때 '단순 팔꿈치 문제인지' 아니면 상위 레벨의 '어깨 문제' 또는 '경추 문제'인지를 먼저 확인해야 합니다. 손목의 통증도 마찬가지입니다.

이렇게 큰 그림을 그리는 첫 번째 절차는 외상여부의 확인입니다. 그리고 다음으로 경추의 문제, 말초신경(peripheral neuropathy)의 문제 순으로 확인해 가야합니다. 그리고 위의 질문들이 완전히 배제되고 나면 해당 국소 조직의 병리상태를 정확하게 판단해야겠지요[그림 1].

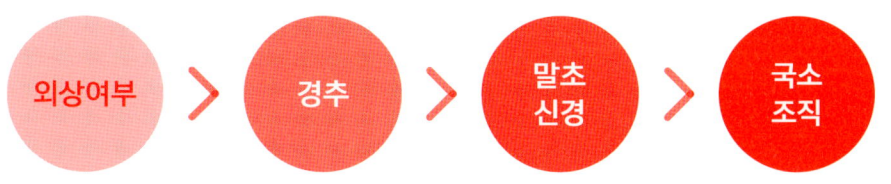

[그림 1] 상지질환의 진단 순서

앞서 말씀 드린대로 추정진단을 잡는 것이 중요합니다. 예를 들어 '외상으로 인한 통증'으로 추정진단 했을 때 2~3주 치료 후 반응이 없으면, 큰 그림에서 놓친 부분이 없는지(경추성, 말초신경성)를 다시 한 번 확인해 봐야 합니다.

3. 외력-염좌 곡선 Stress-strain Curve

외력-염좌 곡선을 보면 생리학적으로 인대나 건이 일정길이까지는 늘어나는데 그 이상이 되면 파열(rupture)이 됩니다[그림 2].

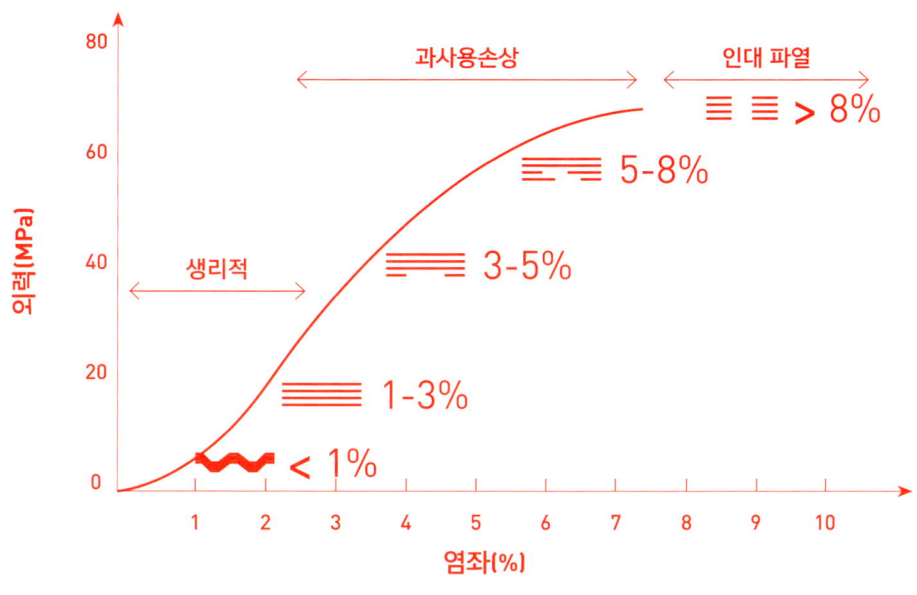

[그림 2] 외력-염좌 곡선

4. 건과 인대 Tendon and Ligament

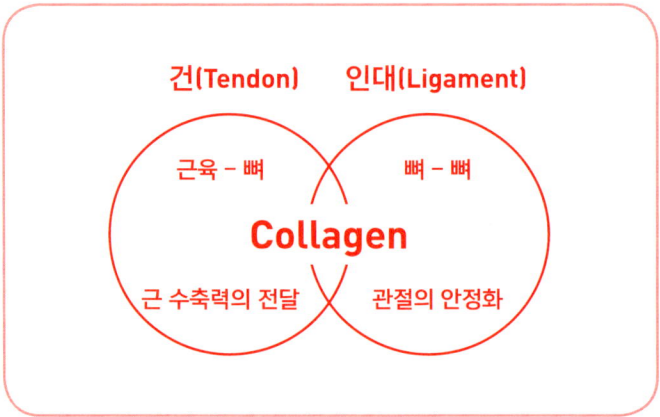

[그림 3] 건과 인대의 비교

건과 인대를 구별해 보겠습니다[그림 3]. 조성으로 볼 때는 거의 유사합니다. 공통적으로 건조 중량의 90%이상이 콜라겐 섬유로 되어 있습니다. 그래서 건과 인대의 병태, 자연사는 거의 같다고 보시면 됩니다. 단 역할이 좀 다릅니다. 건은 근육의 수축력을 다른 뼈에 전달(관절의 운동력에 작용)해 주고, 인대는 뼈와 뼈를 연결해 주는 역할(관절의 안정성을 높임)을 합니다. 그럼 '누가 힘(loading)을 더 많이 받느냐?' 하면 건이 인대의 10배 가까이 힘을 받는다고 합니다. 따라서 인대보다는 건에 문제가 많이 발생합니다. 일차 진료에서 보는 통증의 30%정도는 건초염(tendosynovitis)이나 건의 좌상(strain), 파열 등 건의 문제로 보면 됩니다(Nourissat, 2015).

만성 건손상 = Tendinopathy(건병증)

조직학적 변화
- 콜라겐 섬유 비조직화
- 혈관신생
- 증가하는 것들 : Proteoglycan / Glycosaminoglycan / 비콜라겐 세포외기질(ECM)

[표 4] 만성 건손상에서 조직학적 변화

건의 만성적인 퇴행변화를 건병증(tendinopathy)이라고 합니다. 조직학적으로 보면 콜라겐 섬유의 비조직화[1], 혈관신생 및 proteoglycan, glycosaminoglycan, 비콜라겐 세포외기질(ExtraCellular Matrix; ECM) 등이 증가하게 됩니다[표 4].

외상이 있으면 육안적으로 보이는 부분 또는 완전 파열이 생깁니다. 뒤에도 언급하겠지만, 1976년 발표된 Puddu의 논문을 보면 슬개건염, 아킬레스건염, 테니스 엘보 환자의 건을 실제 떼어 내서 조직학적으로 관찰한 내용이 있습니다. 이 논문에서 건강한 건은 굉장히 반질반질하고, 하얗고, 반짝반짝하고, 탄력 있는 질감을 가진다고 합니다. 반대로 건병증에 빠진 건은 색도 누르스름하고, 표면도 거칠고, 만져봤을 때 탄력감도 부족하다고 합니다(Puddu, 1976).

5. 경추 문제의 감별

1) 피부분절 Dermatomes

앞서 설명 드린대로 건의 병증을 볼 때 외상에 기인한 경우가 아니라면 경추성 문제를 먼저 감별해야 하는데, 신경학적으로 살펴봐야 할 여러 종류의 분절 중 피부분절의 연구부터 몇 가지 말씀드리겠습니다.

1893년 영국의 생리학자 찰스 셰링턴 경(Sir Charles Scott Sherrington)은 원숭이를 대상으로 실험을 진행하였습니다(Sherrington, 1893). 특정 신경의 분포영역을 보기위해 그 신경의 위·아래 신경을 자르고 남는 감각 부위를 관찰해서 지도를 그립니다. 처음으로 원숭이라는 동물, 즉 영장류의 신경분포영역을 알게 된 것이죠.

1900년에 영국의 헨리 헤드(Henry Head)는 L1, L2 척추에 골절이 있는 환자의 통증영역을 관찰하게 되는데 그게 특정 영역을 가진다는 걸 관찰합니다. 이후에 대상포진에 대한 연구를 하면서 흉추부와 상하지를 포함하는 피부분절 지도를 보고합니다(Head, 1900). 대상포진이 경추 상부에서는 잘 관찰되지 않기 때문에 그 부분이 비어있다는 것이 좀 아쉽긴 하지만요.

---

[1] 콜라겐 섬유들은 서로 타이트하게 묶여 있는데, 퇴행이 되면 치밀했던 구조가 헐거워지면서 탄성이 떨어집니다. 이러한 상태를 콜라겐 섬유의 비조직화 라고 합니다.

푀르스테르(Foerster)라는 독일의 의사는 통증이나 강직으로 내원한 환자를 대상으로 하여 찰스 셰링턴의 방법론을 그대로 재현합니다(Foerster, 1933). 특정신경을 제외한 상하위의 신경을 절제하는 방식의 연구 말이지요. 윤리적 문제가 있기는 하지만 1933년이니 세계전쟁 이후 야만의 시대이기도 하고, 배아관련 연구에서도 개구리의 배아를 초파리의 배아에 붙인다던지 하는 방식으로 연구를 하던 시기입니다. 푀르스테르는 원숭이에게 사용했던 방법을 그대로 인간에게 적용하여 연구를 진행합니다. L5의 지배영역을 보기 위해서 T12부터 L4까지, 그리고 S1 이하의 신경을 다 자릅니다. 그럼 남는 신경이 뭐가 있어요? L5. 그러고 나서 하지에서 핀을 찔러가면서 감각을 느끼는 부위를 찾는 거예요. 연구방법론으로만 보면 가장 정확도가 높은 방식이지만 윤리적인 문제가 마음을 무겁게 합니다. 제가 이걸 장황하게 말씀드리는 이유는 이 지도가 어떻게 생겼는지를 알면 그 지도를 활용할 때 훨씬 기억이 잘 나기 때문입니다.

이런 연구들이 축적된 것을 바탕으로 2008년에 뉴질랜드 오타고 대학의 Lee가 기존의 여러 피부분절 지도를 통합한 새로운 지도를 보고합니다(Lee, 2008)[그림 4]. 학교에서 해부학시간에 배우는 피부분절을 보면 지배영역이 얼룩말 무늬처럼 그려져 있어서 서로 겹치지 않는

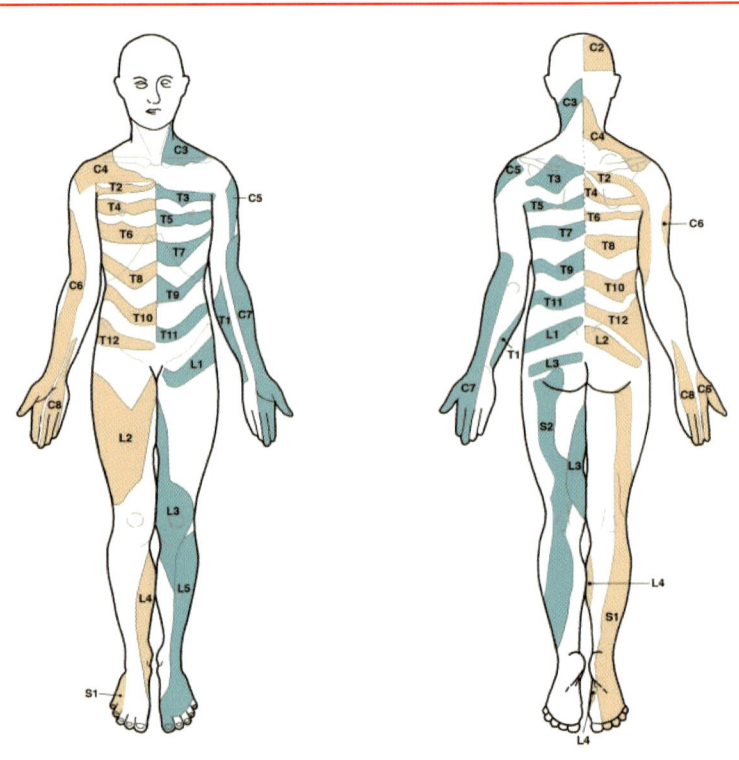

[그림 4] 근거중심 피부분절 지도 | Lee, 2008

데, 실제 임상이나 연구를 참고하면 피부지배 영역의 중첩이 있습니다. 이런 문제를 해결하기 위해 Lee는 오른쪽은 짝수신경 지배를, 왼쪽은 홀수 신경 지배를 표시합니다. 그럼 좌우를 같이 봤을 때 신경영역이 겹치는 부분을 이해할 수 있는 것이죠. 예를 들어 엄지손가락을 보면 C6의 지배영역이기도 하고, C7이 지배하기도 합니다. 실제 임상을 할 때도 피부분절의 영역이 중첩될 수 있음을 염두에 두고 진료를 해야 합니다.

피부분절을 검사하는 방법은 다음과 같습니다[표 5]. 합곡(合谷)은 C6, 삼각근(어깨세모근, deltoid)은 C5, 극상근(가시위근, supraspinatus)은 C4, 사각근(목갈비근, scalene) 및 후두부 발제부위는 C3, 태양(太陽) 부위 머리카락은 C2에 해당합니다. 신경에 문제가 있으면 감각이 떨어지거

경추 레벨	감각 체크의 영역과 방법
C6	합곡(合谷) 긁어보기
C5	전삼각근 긁어보기
C4	견정(肩井) 긁어보기
C3	풍지(風池) 긁어보기 또는 후두부 두피 꼬집기
C2	측두부 두피 꼬집기

[표 5] 경추의 피부분절 검사방법

나 과민하게 느낄 수 있습니다. 머리카락이 있는 C3, C2의 경우에는 머리카락을 가볍게 잡아당겨 보면 대개 더 따깝게 느낍니다. 어제 어깨와 경추통증으로 내원한 환자 분을 진찰해보니 합곡, 삼각근, 극상근, 사각근 부위의 감각이 현저하게 떨어진다고 합니다. 그럼 '아 이분은 어깨 근육만 볼게 아니라 경추에서 C3~6도 같이 봐줘야 하겠구나.'라고 큰 그림을 그립니다.

2) 근육분절 Myotomes

피부분절과 같이 근육분절에서도 신경들마다 특정 근육지배 영역이 있습니다. C5는 상완이두근과 회전근개를, C6은 상완의 근육을 지배하고, 이어서 C7, C8, T1이 손가락까지 이어진다고 볼 수 있습니다. 이러한 분포를 발생학적으로 살펴보면, 우리 손톱보다 작은 9㎜ 배아시절에 이미 척추에서 신경들이 특정부위에 연결되는 것을 볼 수 있습니다. 손가락 한마디정도 크기의 20㎜ 배아가 되면 이미 승모근, 삼각근, 광배근, 손가락 발가락의 근육까지 형성되어 있는

것을 볼 수 있습니다. 즉, 근육과 신경의 지배는 배아 발생 초기부터 연관이 있습니다. 아주 오랜 친구처럼 말이죠.

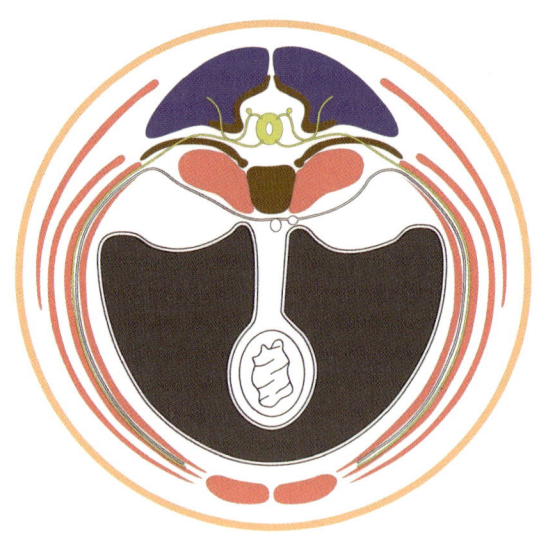

체절 Somite

- 피부분절(Dermatome)
- 근육분절(Myotome)
  = 배측근육분절(Epimere)
  + 복외측근육분절(Hypomere)
- 골분절(Sclerotome)

[그림 5] 분절에 따른 체절의 구성

따라서 체절(somite)의 관점에서 전체적인 그림을 그려볼 수 있습니다[그림 5]. 발생학적으로 볼 때, 체절에 이미 피부분절, 근육분절, 골분절(sclerotome)의 영역이 정해져 있습니다. 피부분절 영역은 신체의 피부지배를 만들어가고, 근육분절 영역은 신체의 등쪽(epimere)과 배쪽(hypomere) 운동 지배를 만들어가고 골분절 영역은 척추와 골격들을 만들어갑니다. 이렇게 특정 척추 레벨에서 만들어진 피부, 근육, 뼈는 뇌와 상호작용을 하면서 서로 생리적, 병리적으로 연관성이 있습니다.

침 치료를 할 때 척수나 척추신경을 직접 자극하기는 어렵습니다. 주로 피부나 근육 골막을 자극 하게 되는데 이때 어떤 종류의 분절(피부분절인지? 근육분절인지? 골분절인지?)을 자극하고 있는지 뚜렷한 목적을 가지고 하시면 더 좋겠습니다.

다음으로 근육분절을 검사하는 방법에 대해 말씀드리겠습니다. 교통사고 환자는 특히 근력검사가 필요합니다. 교통사고가 나면 편타성 손상(Whiplash-Associated Disorders; WAD)을 입습니다. 후방추돌의 경우 경추가 앞으로 강하게 굴곡 되었다가 뒤로 신전되는 패턴이 일반적이니까, 대개 심부 경추 굴곡근이나 후관절에 손상을 입죠. 반면 측방추돌의 경우 측방과 상대되는 방향의 손상이 많을 수 있고, 후측방 및 전측방 손상의 경우에도 추돌 방향에 따라 다양한 손상이 나타납니다. 이런 경우 근력검사를 통해 문제가 있는 부위를 찾아갈 수 있습니다. 뿐만 아니라 고질적인 경추통이나 팔저림 등의 만성질환에서도 근력검사를 통해 많은 정보를 찾아낼 수 있습니다.

신경근 레벨	검사할 근육	저항 검사 동작
T1	손가락 내전근과 외전근	환자가 손가락을 벌리게 하고 저항
C8	손가락의 굴곡근	환자는 한의사의 검지손가락을 주먹으로 움켜쥐고 있게 하고, 한의사는 손가락을 빼는 힘을 줌
C7	상완삼두근, 손목의 굴곡근 손가락과 엄지의 신전근	환자가 손목을 굴곡하게 하고 한의사는 폄
C6	상완이두근, 손목의 신전근	팔꿈치는 굴곡, 손목은 신전하게 하고 저항
C5	삼각근	어깨를 외전하게 하고 저항
C4	승모근	어깨를 으쓱 올리게 하고 저항
C3	승모근, 흉쇄유돌근	목을 측굴하게 하고 저항
C2	경추부 신전근	목을 신전하게 하고 저항

[표 6] 경추부의 근육분절 검사

근력검사는 환자가 특정 자세를 잡도록 하고 5초 정도 지그시 저항을 주면서 반응을 살펴보시면 됩니다. T1은 손가락을 벌리는 힘, C8은 손가락을 움켜쥐는 힘, C7은 손목을 굴곡하는 힘, C6은 주관절을 굴곡하고 손목을 신전하는(쟁반나르는 자세) 힘, C5는 어깨를 외전하는 힘, C4는 승모근을 통해 어깨를 움츠리는 힘(shrugging), C3는 머리를 측굴 하는 힘, C2는 머리를 신전하는 힘입니다[표 6]. 신경에 문제가 있으면 정상측에 비해 환측이 시술자의 저항에 견디지 못하고 덜덜덜 떨게 됩니다. 공식적인 보고는 아니지만 개인적인 경험에 따르면 보통 만성 경추통 환자의 2~30%에서 근력검사에 이상을 보이는 반면 교통사고 환자의 경우는 5~60% 환자가 근력의 저하를 보입니다. 정확하게 진단이 된다면 봉침 및 침 치료 후 정상 기능으로 돌아옵니다. 근력검사를 진단 및 치료경과 관찰에서 모두 사용할 수 있는 이유입니다.

치료 시 호전속도는 유병기간, 환자의 나이, 치료의 종류에 따라 달라집니다. 조심스럽게 일반적인 예후를 보자면 봉침, 약침 등을 사용했을 때는 피부감각의 회복은 2~3주, 침 치료만 시행 했을 때는 3~4주 정도를 잡습니다. 근력의 회복은 여기서 2~3주를 더 생각하면 되겠습니다.

3) 후관절 Facet Joint

경추에서는 이제까지 말씀드린 대로 감각과 운동을 살펴보고, 이 후에 원래는 심부건반사(Deep Tendon Reflex; DTR)를 살펴봐요. 망치로 해당건의 반사를 보는 것인데요. 이것은 정확하게 시행하기 좀 어렵고 환자들마다 개인차도 있기 때문에 저는 상위운동신경원 병변으로 반사가 항진되는 경우를 보기 위해서만 아주 간혹 시행합니다. 대부분 말초질환들은 심부건반사가 저하되지요.

저는 구글을 굉장히 좋아해요. 구글을 항상 가지고 노는데, 피부분절에 대한 공부를 한참 하다가 경추 피부분절을 찾았는데 이런 지도를 보게 돼요[그림 6]. 그런데 이 그림을 업로드한 사람이 제목을 'cervical dermatome map'이라고 적어놓은 거예요. 여기서 의문이 하나 생기죠. 피부분절은 대체적으로 띠모양을 가지고 상지와 하지로 퍼져가는 분포를 갖습니다. 그런데 이건 그 모양이 아니잖아요. 그리고 등 부분은 실제 흉추에서 지배하는 분절일 것 아니겠어요? 그런데 이게 피부분절지도라고 하니까 이상하다고 하고만 생각하고 있었지요. 그렇게 지나갔

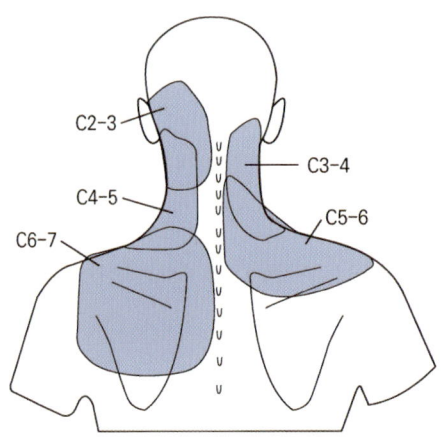

[그림 6] 후관절의 통증패턴 | Dwyer, 1990

었는데 알아보니 이게 후관절(facet joint)의 연관통 영역이었던 것이지요.

후관절 관련한 첫 연구는 드와이어(Dwyer)가 1990년에 한 연구로 경추 덕후인 니콜라이 복둑(Nikoli Bogduk)과 함께 발표한 연구입니다(Dwyer, 1990)[그림 9]. 구글로 검색해보면 정말 그 분야의 덕후라는 사람들의 이름이 반복해서 보이게 됩니다. 즉, 뭘 검색해도 그 사람 이름이 뜨는 겁니다. 제가 어깨 강의 할 때 소개드린바 있는데요. 영국 맨체스터의 레너드 펑크(Lennard Funk)라는 정형외과 의사가 만든 shoulder.co.uk라는 홈페이지가 있는데, 구글에 어떤 어깨관련 구조나 질환명을 치든 다 나와요. 제가 그 홈페이지를 2006년 인턴 때부터 보기 시작했는데 지금은 양이 엄청 방대해요. 십 몇 년 전에도 이미 방대했었는데 이젠 더 늘었죠.

경추에 대해서 자료를 검색하다 보면 니콜라이 복둑 이라는 이름이 빠지지 않습니다. 지금은 은퇴하셔서 호주의 뉴캐슬대학에서 명예교수로 계시는데 기회가 되면 꼭 한번 만나뵙고 싶습니다. 드와이어의 연구에서는 5명의 지원자를 받아요. 정상인 자원자 5명을 대상으로 투시영상(C-arm)을 보면서 조영제를 후관절에 주입하고 그 통증이 어디로 파급되는지 관찰한 결과에요. 이 논문의 인용 수가 500회가 넘습니다. 구글에서 인용 수가 500회가 넘는 논문이면 그건 그냥 믿고 봐도 되는 거죠. 일단 SCI에 싣는 것도 어렵지만 구글에서 인용 수가 10회를 넘어가기도 어려운 것이 현실이니까요.

여담으로 엑스선 발명 후 1950년대쯤 투시영상을 실시간으로 볼 수 있게 되고, 60년대쯤 녹화도 하게 됩니다. 이러한 진단 및 치료 도구들의 발전과 함께 임상의 단계가 많이 달라졌습니다. 앞서 언급한 인대의 콜라겐 섬유 관련 연구는 1000배, 10000배, 40000배 배율로 보는 수준이었는데 지금은 유전자 수준까지 고려를 하고 있죠. 개인적으로 오명진원장님 강의를 통해 초음파를 사용하면서 상상속의 해부학이 눈에 보이게 되니까 진료가 많이 달려졌습니다. 당장은 아니더라도 우리 한의사의 임상 현장에도 여러 가지 진료도구가 들어오기를 희망해 봅니다.

다시 본론으로 돌아와서 다음은 Fukui라는 사람이 일본에서 한 연구인데요. 실제 통증이 있는 환자층을 대상으로 연구를 합니다(Fukui, 1996). 경추 통증이 있는 61명의 환자를 1994년부터 96년까지 3년 간 신경차단술과 전기자극을 하면서 연구를 해요. 그러면서 후관절 연관통 지도를 밝혀내는데 이것도 인용 수가 200회가 넘습니다. 이 연구 방법에서 눈여겨 볼 점은 해당 경추 레벨을 잡아서 신경차단술을 하면 원래의 통증이 사라지겠죠. 통증이 줄어든 상태에서 투시하면서 다시 침을 넣어서 전기자극을 줘요. 1볼트 정도. 그렇게 전기자극을 줘서 애초의 통증이 다시 나타나는지를 보는 겁니다. 집요한 놈들이죠. 없어졌던 통증을 다시 만들어서 애초 통증이랑 같은지 확인해요. 정확도가 조금 더 높은 방법론으로 보입니다.

Windsor라는 사람은 정상 지원자 9명의 오른쪽 후관절을 가지고 연구를 하는데요. 정상인의 오른쪽 후관절에 조영제를 가지고 신경차단을 합니다(Windser, 2003). 이 사람은 0.35볼트로 자극을 주는 연구를 해요. 전압이 훨씬 낮죠. 그랬더니 많이 뻗어가진 않고 통증이 후관절 근방에서 측방이나 하방으로 뻗어가는 방향으로 나타나요.

경추 레벨	빈도
C1-2	<5%
C2-3	36%*
C3-4	<5%
C4-5	<5%
C5-6	35%*
C6-7	17%

[표 7] 후관절병변 빈도 | Cooper, 2007

2007년 Cooper는 거기서 더 나아가서 194명의 환자들을 가지고 조사해서 그걸 백분률로 표현하기도 합니다(Cooper, 2007). 이 통계를 보면 C2-3의 문제가 36%, C5-6번의 문제가 35%입니다[표 7]. 따라서 임상에 있어서는 일단 C2-3, C5-6을 먼저 접근해보고 차도가 없을 때 다른 레벨을 다시 확인하는 방법도 좋겠습니다. 시간도 아낄 수 있고 병변을 찾을 확률도 높아질 꺼에요. 그럼 근력검사도 어디 위주로 하게 될까요? C5-6에서 지배하는 쪽을 먼저 검사하게 되겠죠. 그래서 저 같은 경우는 C7-6-5까지 관찰하고 C2-3에 오는 확률이 높기 때문에 4번이 관여되는 어깨를 움츠려 올리는 것부터, 경추 3번에 해당하는 신전까지 검사하는 거죠. C2-3 레벨에서의 후관절 및 디스크의 퇴행으로 인한 병변은 C3, C4 신경근을 자극할 확률이 가장 높기 때문입니다.

Cooper도 덕후의 기질을 잘 보여줬는데, 통증영역을 모눈종이처럼 나눕니다. 그리고 환자한테 표시하라고 해요. 통증이 어디 있는지. 그걸 빈도지도로 나타내서 거의 C5-6에 문제있는 사람이 95% 이상 났다는 것을 아주 짙은 검은색으로, 나머지는 옅은 회색 정도로 나타나게 만들었습니다. 그걸 확률로 나타내서, 예를 들어 측두부 영역에서는 후관절 레벨별로 연관성이

C1-2: 2%, C2-3: 92%, C3-4: 6%라고 데이터를 내놓습니다. 참 고맙죠. Cooper 덕분에 우리는 데이터에 기반해서 쉽게 진료할 수 있습니다.

직역에 관계없이 일정한 것들이 있죠. 해부학, 유병률, 병리학은 의사, 한의사, 물리치료사, 카이로프랙터라고 달라지지 않습니다. 한의사가 치료한다고 건이 2배, 3배 속도로 낫고 그러지 않잖아요. 파열이 왔던 게 다시 붙고 그러지 않습니다. 병리는 비슷하고 유병률도 비슷하고요. 해부학적으로도 변하지 않아요. 그래서 저는 해부, 병리, 유병률 등등을 공통분모로 하고, 한의사가 가진 치료술기들을 무기로 이용하여 치료하려고 합니다.

다음으로 Manchikanti라는 사람이 2004년에 한 연구인데요(Manchikanti, 2004). 이것도 백 몇 명을 가지고 두 종류의 마취제를 사용합니다. 먼저 리도카인(lidocaine)인데요, 주로 치과에서 사용하는데 주사 맞고 2~3분 있다가 감각이 없을 때 발치를 하죠. 이후에 2시간 정도 지속되고 그 뒤로는 막 아프잖아요. 그리고 또 다른 마취제인 부피바카인(bupivacaine)은 5~8분 있다가 진통효과가 시작돼서 8시간 정도 지속되는 약품입니다.

단일 신경차단	경추(255) 이중 신경차단		흉추(72) 이중 신경차단		요추(397) 이중 신경차단	
	양성	음성	양성	음성	양성	음성
양성	140	72	30	23	124	74
음성		43		19		199
유병률	55% (95% CI 49-61%)		42% (95% CI 30-53%)		27% (95% CI 22-32%)	
위양성률	63% (95% CI 54-72%)		55% (95% CI 39-78%)		27% (95% CI 22-32%)	

[표 8] 척추 부위별 후관절 병변의 유병률 | Manchikanti, 2004

위 표를 살펴보면 만성 경추통증이 있는 사람의 55%정도는 경추 후관절에 연관이 있다는 거고, 흉추는 42%, 요추는 31%, 나머지는 디스크나 다른 요인이겠죠.

경추에서 나타나는 다른 병리인자는 무엇인지도 조사가 되어있는데요. 경추 덕후였던 복둑의 2003년 연구에서는 기존 연구 3편을 종합하여 심각하지만 드문 원인(척추종양, 디스크염, 패혈증성 관절염, 골수염, 수막염), 유효하지만 드문 원인(류마티스 관절염, 강직성 척추염, 통풍성 관절염, 골절), 신경학적인 병변, 퇴행성 병변 등으로 20가지가 넘는 원인들을 정리해 두고 있으니 관심있으신 분은 덕후의 자취를 따라가시면서 참고하실 수 있겠습니다(Bogduk, 2003).

후관절의 문제를 탐색하는 방법

1. 통증의 발현 부위를 탐색
Pain pattern

2. 해당 레벨의 후관절 압통을 확인
Local or paramedian tenderness over of the facet joints

3. 후관절을 강하게 눌렀을 때 기존의 통증이 심해지는지 확인
Reproduction of pain with deep pressure

[표 9] 후관절의 문제를 탐색하는 방법 | Manchikanti, 2004

Manchikanti의 연구에서 문제의 후관절을 찾는 방식은 우리 한의사의 침치료 방식과 거의 유사합니다. 일단 어느 부위로 아픈지 통증 패턴을 찾고 예상 후관절을 눌러서 압통여부를 확인하며 후관절을 강하게 눌렀을 때 기존 통증이 심해지는지 관찰하여 문제 레벨을 찾아가게 됩니다[표 9]. 한의사들은 3번째에서 후관절을 누르는 것 외에도 후관절에 침을 놓으면서 변화를 관찰 할 수 있으니 더욱 강점이 있습니다.

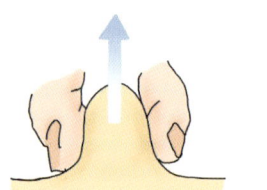
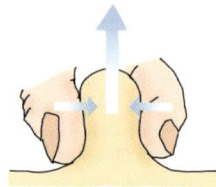
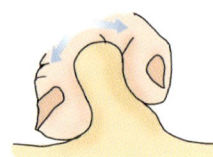

[그림 7]

드와이어의 지도[그림 6]에 기반하여 '집어올려 감아보기(pinch & rolling)' 방법으로 진단을 해볼 수 있습니다[그림 7]. 집어올려 감아보았을 때 감각이 예민하거나 피부가 두껍고 땀구멍이 커진 부위와 연관되는 후관절을 대략 추정합니다. 그리고 그 후관절 자침 후 다시 확인해보면 피부감각이 좀 더 좋아진 것을 확인할 수 있습니다. 골분절이라고 신경이 뼈나 골막과 연계된다고 말씀드렸습니다. 우리가 익숙하게 생각했던 팔꿈치 내외과쪽 통증이나 견갑내측의 통증이 근육, 인대의 통증일수도 있지만 신경의 골분절 지배에 의한 통증일수도 있습니다.

로버트 마인(Robert Maigne)은 《척추통증의 진단과 치료》라는 책에서 C5-6의 문제를 여러 가지 방향에서 설명해 줍니다. 뼈로 볼 때는 상완골두, 상완골 외측상과, 요골의 경상돌기 부분의 통증을, 근육에서는 견갑내측의 통증이나 상완 외측근육의 통증을, 그리고 후관절에서 통증을 나타낼 수 있다고 보고 있습니다(Maigne, 2005). [그림 8]

위와 같은 여러 가지 연구를 종합해서 볼 때, 증상을 바탕으로 원인이 국소의 문제인지 아니면 상위레벨의 문제인지를 큰 그림에서 접근하고 추정할 수 있어야 합니다.

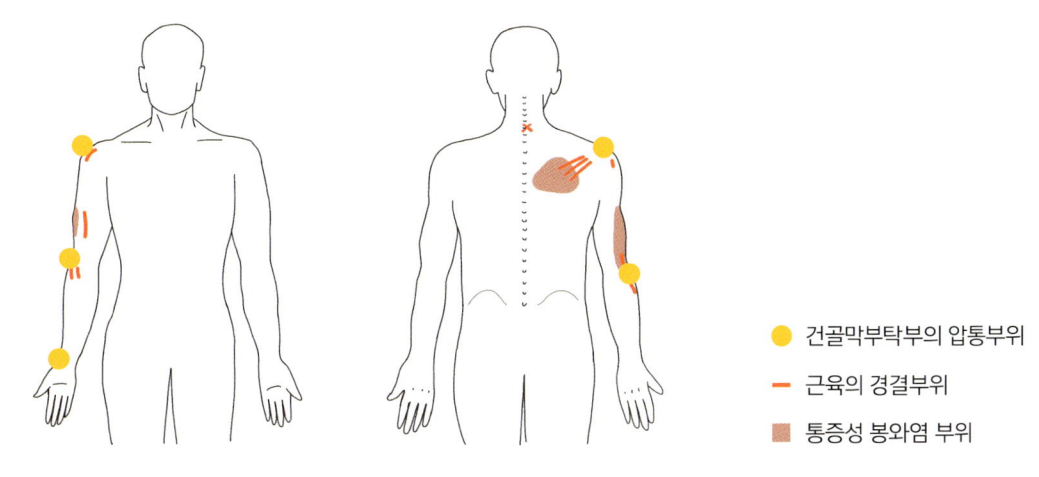

[그림 8] C5-6레벨의 근육 경결부위, 통증성 봉와염 부위, 건골막부착부의 압통부위 | Maigne, 2005

Case #2

C/C) 목이 아파요. 손목이 아파요.　　　　　　　　　　　　　　　　　M/38
턱걸이 할 때 손목이 아파요
O/S) chronic
Occupation)fireman
P/I) Neck pain(Rt>Lt)
P/EX)Rt. radial styloid process tenderness
Rt. C5-6 Facet referral area hypersensitivity

Imp. by MRI) C5-6 / C6-7 disc herniation

[표 10]

임상례를 보여드리면서 말씀드리겠습니다. 38세 남자, 소방관. 손목이 아파서 오셨는데, 요골 경상돌기 부위가 손목 신전할 때와 눌렀을 때 통증이 심하고 후관절 연관통 영역에서 감각의 과민이 나타났습니다. MRI를 가져오셨는데 추간판 탈출증(C5-6/C6-7 disc herniation)도 진단받았구요[표 10]. 그런데 이분은 후관절을 문질러 준 후 확인해 보았더니 손목에서 압통이 줄어들었습니다. 따라서 이분은 손목 국소의 문제보다 경추부터 치료하는 것이 큰 그림에서 진료를 접근하는 방식이라 할 수 있습니다.

이상을 종합하면, 일단 외상여부를 가장 먼저 감별합니다. 그리고 후관절 병변 여부를 확인하고 나서 말초 신경의 문제를 확인합니다. 말초신경의 문제는 발생학적으로 피부분절, 근육분절, 골분절로 나뉘는 체절의 공간적 분포를 연상하면서 이해하시면 더욱 좋겠습니다.

6. 말초신경의 병변 Peripheral neuropathy

말초신경 질환의 유병률을 보면 생각했던 것보다 낮게 관찰됩니다. 흔히 본다고 생각하는 손목터널 증후군을 봐도 2.7~6.8%밖에 되지 않고, 다른 말초질환들 대부분 유병률이 높지 않습니다.

일차진료기관인 한의원에서 의심해야 할 포착 부위는 손목 팔꿈치 부위에서 주로 5가지로 크게 구별됩니다. 손목터널증후군(median nerve 포착), 척골관증후군(Guyon`s canal)(ulnar nerve 포착), 요골관증후군(arcade of Frohse)(radial nerve 포착), 주관절터널증후군(ulnar nerve 포착), 원회내근증후군(median nerve 포착)으로 볼 수 있습니다[그림 9].

팔의 굴근은 신경과 주행 방향이 일치하는데 원회내근(원엎침근, pronator teres)만 신경의 활주 방향과 수직에 가깝습니다. 따라서 원회내근 부위에서 신경포착이 일어나기 쉽습니다. 최근에 오신 마사지샵에서 일하시는 환자의 예를 말씀드리면, 주소는 손저림과 통증인데 원회내근에 사혈 및 약침을 시술하고 많이 좋아지셨습니다.

경추에서 상완신경총(팔신경얼기, brachial plexus)을 통해 말초신경이 내려올 때 구조물과 수직으로 만나는 부분을 보면 일단 사각근(목갈비근, scalene), 쇄골하공간(빗장뼈아래공간, subclavicular space), 소흉근(작은가슴근, pectoralis minor), 원회내근이 있습니다. 그리고 앞서 언급한 5가지 주요 포착부위를 염두에 두시면 좋겠습니다.

다음 케이스를 보시겠습니다. 72세 여자, 주소증은 손저림(특히 3~5지)입니다. Spurling

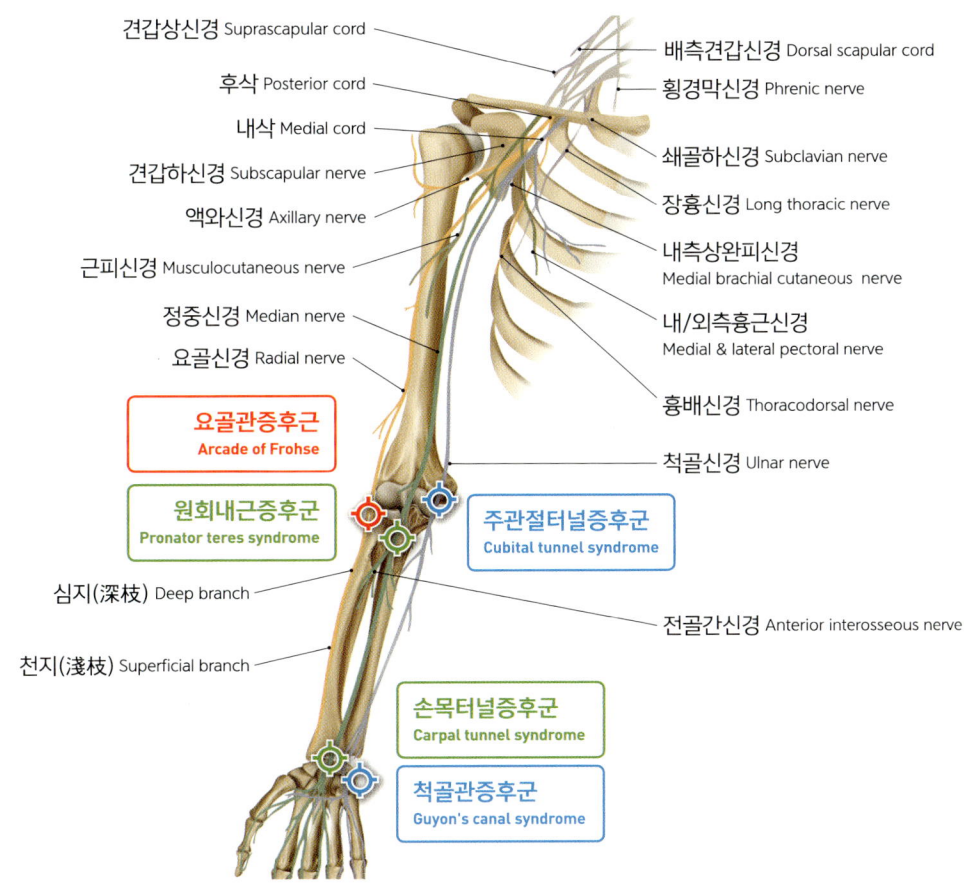

[그림 9] 상지에서 말초신경의 주요 포착부위

test[그림 10] 결과는 음성이지만 사각근, 소흉근, 원회내근 모두 압통과 경결이 있어 흉곽출구 증후군으로 진단한 케이스입니다[표 11].

사실 흉곽출구증후군을 이학적 검사를 통해 진단하는 것은 어렵습니다. 흉곽출구 증후군의 Adson`s test나 손목터널증후군의 Phalen`s test는 민감도가 높지 않고 임상 현장에서 적용하기에 편의성이 많이 떨어집니다. 그래서 저는 그냥 주로 포착되는 부위를 20초 정도 깊게 눌러보는 방식으로 진단합니다.

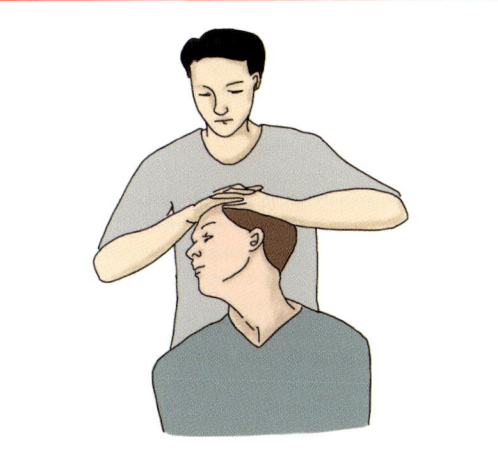

[그림 10] Spurling test

Case #3

F/72

C/C) Upper limb numbness especially 3rd-5th fingers

O/S) several days ago

P/Ex) Spurling(-)
　　　Scalene compression(+)
　　　Pectoralis minor tightness(+)
　　　Pronator tenderness(+)

R/O) Thoracic outlet syndrome (G54.0)

[표 11]

7. 건병증 Tendinopathy

건병증(tendinopathy)에 대해 설명 드리겠습니다. 2015년에 노리셋(Nourissat)이 Nature reviews rheumatlogy에 기고한 논문에 의하면 근골격계통의 30%정도는 결국 건(tendon)의 문제라고 합니다(Nourissat, 2015).

　　건은 조직학적으로 보면 결국 콜라겐입니다. 현재는 콜라겐의 타입과 유전자까지 밝혀진 상태이며 그럼 콜라겐의 병리를 어떻게 분류할 것인가 하는 문제가 남습니다. 1940년대 독일에서부터 건증이라는 개념이 사용되었는데 그 전에는 주로 건염과 건파열, 즉 염증의 병리와 끊어짐의 병리 상황으로 구별했습니다. 그러다 1976년 푸두(Puddu)라는 이탈리아 사람이 현미경으로 수술로 절제한 건을 관찰하면서 건증(tendinosis)이라는 개념을 제안합니다(Puddu, 1976). 염증이 있으면 대식세포나 백혈구 등 염증관련 세포가 있어야 하는데 그렇지가 않은 거였죠. 염증은 아닌데 콜라겐이 조직화도 덜되고(치밀하지 않고) 콜라겐 섬유도 얇아지며 주위 불필요한 핵만 많아지는 상태가 관찰되었고 이를 '건증'이라고 부르기 시작했습니다. 즉, 건의 퇴행성 변화를 말하는 겁니다. 개인적으로 환자들에게 설명할 때 옷이 오래되면 보푸라기가 올라오듯이 건섬유들이 너덜너덜해졌다고 표현합니다. 치료에 있어서 염증 상태인 건염은 봉침을 주로 시술하고, 퇴행 상태인 건증은 자하거(紫河車) 약침 등을 이용합니다. 3교시에서 윤상훈 원장님이 설명하시겠지만 건증에는 도침(刀鍼) 치료도 유효할 것으로 생각됩니다.

　　이렇게 2000년대 이후에는 건증, 건주위염, 그리고 부분파열로 분류해서 부르고 있습니다[표 12].

특성	건증(tendinosis)	건염(tendinitis)
유병률	흔하다.	드물다.
초기상태에서 회복기간	6-10주	수일~2주
만성상태에서 회복기간	3~6개월	4~6주
만성상태에서 스포츠까지 복귀율	~80%	99%
보존적 치료의 원칙	콜라겐 합성, 성숙 및 강화를 촉진	소염을 위한 치료 및 소염제

[표 12] 건염과 건증의 비교 | Khan, 2000

Khan의 논문을 참고로 비교해서 정리 드리면 건증이 훨씬 유병률이 높고 예후는 6~10주로 길며 콜라겐의 합성과 재생을 돕는 치료를 합니다. 한편, 건염은 빈도가 낮고 예후는 수 일~2주로 짧으며 주로 소염치료를 하게 됩니다(Khan, 2000).

최근에 제가 읽은 '구글 신은 모든 것을 알고 있다.'는 책을 통해서 구글 Ngram viewer[2]를 알게 되었습니다. 이를 사용하여 건염, 건병증, 건증, 건파열 이렇게 4개의 단어의 빈도를 조사해 보았는데요, 1980년부터 현재까지 tendinitis, tendinopathy, tendinosis, tendon tear의 4가지 단어의 출현 빈도를 검색해 보았습니다[그림 11].

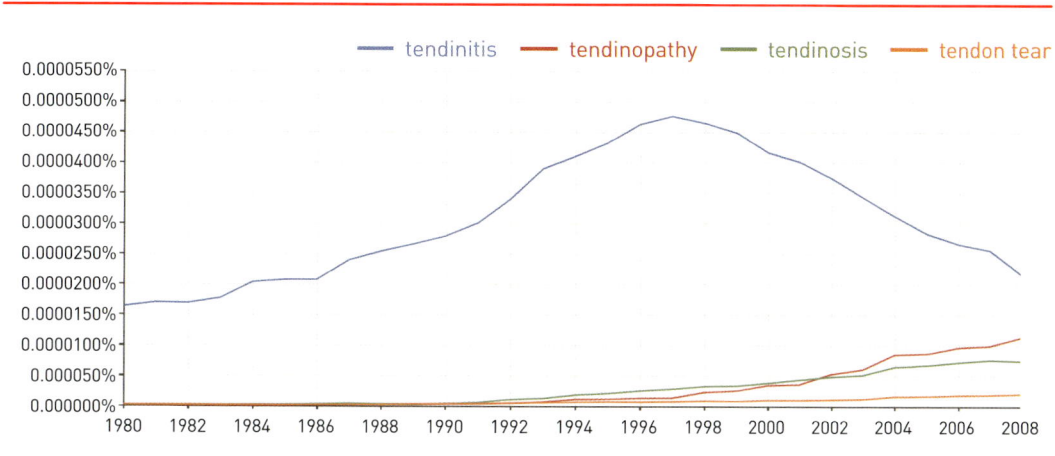

[그림 11] Google Ngram viewer를 통해 본 건염, 건병증, 건증, 건파열의 출현빈도

---

2 구글 Ngram viewer(https://books.google.com/ngrams)는 1500년부터 2008년까지 출간된 도서를 모두 스캔하여 연도별로 어떤 단어가 몇 번이나 노출이 되는지 그래프로 그려주는 서비스

이전까지는 4가지 용어 중 건염(tendinitis)만 주로 사용이 되다가 1990년대 중후반부터 건병증(tendinopathy), 건증(tendinosis)이라는 용어가 사용되기 시작하면서 건염이라는 용어의 사용 빈도가 줄어든 것을 알 수 있습니다. 몇 년 전, 어깨 강의를 처음 시작할 때만 해도 어깨의 건염을 급성 건염과 만성 건염 정도로 구분해서 사용했었는데요, 병리적인 개념을 고려해서 급성 건염을 건염으로, 만성 건염은 건증으로 칭하는 것이 좋다고 생각합니다.

조직학적으로 다시 살펴보면 건강한 콜라겐은 질이 굉장히 좋고 균질한데, 퇴행이 진행되면 섬유들이 꼬이고 얇아지고 불필요한 세포외기질(ECM)이 많이 생깁니다. 나이가 들면 전신적으로 퇴행되어 흰 머리가 나고, 피부에 주름이 생기듯 과사용 등으로 인해 미세열상이 반복되는 과정에서 콜라겐 섬유의 퇴행이 진행된다고 보시면 됩니다[그림 12].

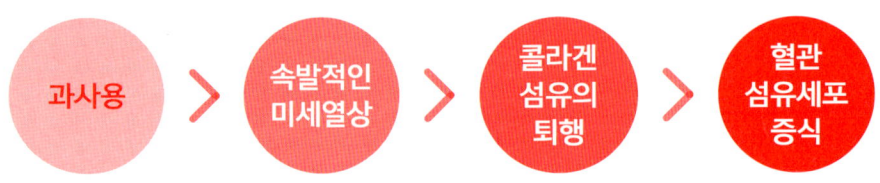

[그림 12] 건병증의 자연사 | Taylor, 2012

과사용으로 인한 반복되는 미세손상이나 한 번의 큰 충격으로 인한 외상 등의 외재적 악화인자도 있고 내적인 악화요인으로 성별, 연령, 당뇨병, 비만 등을 고려할 수 있습니다[그림 13]. 일부 환자에서는 내재적 악화요인을 볼 때 한약 치료도 염두해야 합니다.

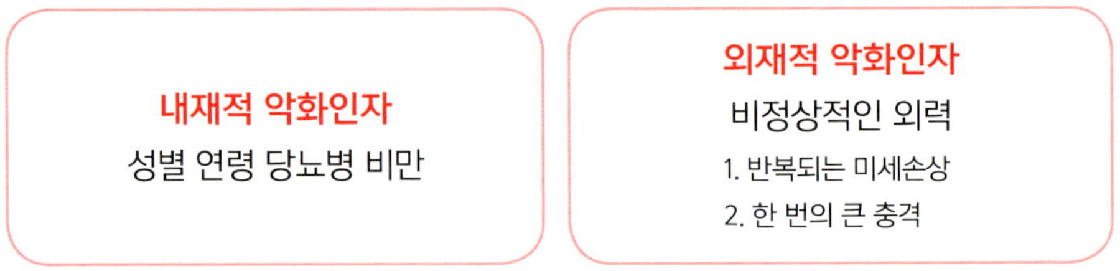

내재적 악화인자
성별 연령 당뇨병 비만

외재적 악화인자
비정상적인 외력
1. 반복되는 미세손상
2. 한 번의 큰 충격

[그림 13] 건의 내재적, 외재적 악화인자

8. 전침과 콜라겐 Electroacupuncture and collagen fibers

치료적 관점에서 콜라겐 섬유의 재생을 촉진하는 방법으로는 온열자극과 전침이 좋다고 알려져 있습니다. 아직 동물을 대상으로 한 실험이지만, 온열자극으로는 화침(火鍼), 온침(溫鍼), 뜸 등이 유효하며 특히 전침이 좋은 효과를 낸다고 알려져 있습니다. 좀 더 구체적으로 보면 '콜라겐 섬유의 직경과 조직구성을 증가'(Almeida, 2015), '콜라겐 섬유 수와 성장인자 및 건의 장력을 높임'(Inoue, 2015), '레이저나 초음파 치료보다 콜라겐 재생에 효과적'(Araujo, 2007), '콜라겐 섬유의 배열을 도움'(Julias, 2008), '콜라겐 형성을 돕고 유착을 방지'(Khan, 2003) 하는 논문들이 발표되었습니다. 최근 중국 논문을 보면 침치료시 제삽, 염전 요법이 섬유 자극을 통해 콜라겐 재생에 도움이 된다고 하고 있습니다(Wang, 2017)[그림 14].

전침과 콜라겐
- 콜라겐 섬유의 직경과 조직구성을 증가
- 콜라겐 섬유 수와 성장인자 및 건의 장력을 높임
- 레이저나 초음파 치료보다 콜라겐 재생에 효과적
- 콜라겐 섬유의 배열을 도움
- 콜라겐 형성을 돕고, 유착을 방지

[그림 14] 콜라겐과 관련한 전침의 효과

9. 인대 및 힘줄의 회복 과정 Ligament and tendon healing process

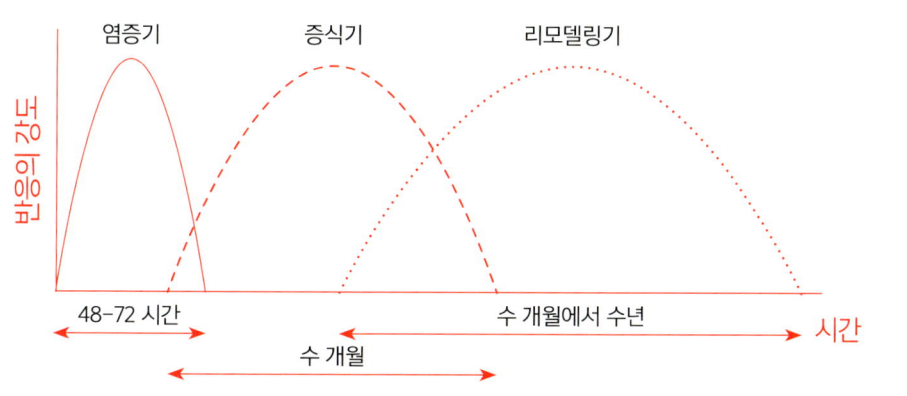

[그림 15]

인대 및 힘줄의 회복은 염증기-증식기-리모델링기를 거칩니다[그림 15]. 염증기는 짧게는 하루에서 길게는 수 일까지, 증식기는 보통 6주까지, 리모델링기는 그 이후 몇 달에서 몇 년이 걸립니다. 프롤로테라피라는 개념도 증식기에 인대의 증식이 잘 이뤄지도록 하는 치료라고 볼 수 있습니다. 따라서 인대 질환의 예후를 설명할 때 1~2주의 급성통증기를 잡으시고, 치료는 최소 몇 달이라고 설정해야 환자도 의사도 쫓기지 않고 치료할 수 있습니다. 이는 발목 염좌도 마찬가지입니다.

10. 신경병증 Neuropathy

다음으로 신경은 어떻게 손상을 받는지 알아보겠습니다. 3가지 손상경로를 요약하자면 신경은 늘어나거나, 찢기거나, 눌렸을 때 손상됩니다. 출산시 태아의 상완신경총이 심하게 늘어나서 팔에 마비가 오거나(Erb's palsy), 무릎 인공관절 수술 후 아래다리 특정부위의 감각 손실이 발생한 경우가 늘어나거나 찢기는 손상의 대표적인 예입니다. 추가적으로 신경포착이 생길 때도 손상이 발생하는데 신경포착은 물리적 압박도 있지만 국소허혈에 따른 대사 장애의 문제도 같이 생각해 줘야 합니다. 앞서 언급한대로 몸이 너무 차거나 손발이 너무 찬 사람의 경우 한약 치료를 생각해 봐야 하는 이유입니다(Wahab, 2017).

신경손상이 발생했을 때 어떤 경과를 거치는지 Tsairis의 1972년 논문을 통해서 알아보겠습니다(Tsairis, 1972). Tsairis는 상완신경총 신경병증의 환자를 대상으로 연구를 진행했는데, 대개의 경우 증상의 중등도나 병변 범위에 관계없이 병의 진행 및 회복 예후가 일정한 경향성을 갖는다는 것을 발견했습니다. 즉, 초기에는 극심한 통증으로 시작해서 일정시간이 되면 감각과 운동의 저하가 발생했다가 1~2개월 후에는 증상의 호전이 시작되고 완전 회복은 2~3년이 걸리는 과정을 거치게 됩니다[그림 16].

위 결과는 외부 변수의 영향보다는 일정한 예후를 갖는다는 점에서 환자를 볼 때 유병기간을 꼭 확인해야 한다는 것을 알 수 있습니다. 환자분이 오셨을 때 통증이 극심한 단계인지, 감각 운동 저하의 단계인지, 회복단계인지를 진단해서 환자에게 충분히 설명해 줘야 만족스런 치료로 이어질 수 있습니다. 또 연구에 의하면 3개월 내에 회복 반응이 없으면 회복이 지연될 수 있다고 하니 치료를 진행할 때, 3개월이 지나도 회복반응이 없으면 진료 계획을 다시 점검해 봐야 합니다.

신경병증의 자연사

증상 중등도와 병변 범위의 관계없이 예후는 일정

| 대개(80% 이상) 급격한 통증으로 시작 | | 근력약화 및 감각소실로 진행 |

감각의 회복은 근력의 회복과 함께 일어남

증상의 호전은 발병 후 1-2개월부터 시작
3개월 이내 회복징후가 보이지 않으면 회복이 지연됨
완전한 회복은 2-3년 소요

[그림 16] 신경병증의 자연사 | Tsairis, 1972

11. 이학적 검사 Physical Examination

이제 테니스 엘보를 통해 실제 진료모습을 보여드리겠습니다.

    설명한대로 '능동-수동-저항-촉진'의 순서로 진행합니다[그림 17]. 수동검사에서 팔꿈치 관절이 완전 굴곡이나 신전이 이뤄지지 않으면 매우 안 좋은 상황이고, 간혹 팔꿈치 관절낭에 물이 차는 경우에는 예후를 길게 잡아 줘야 합니다. 촉진해 보면 출렁출렁(fluctuation)합니다.

    테니스 엘보의 저항검사는 코젠 테스트(Cozen's test)가 있습니다. 테니스 엘보에는 장요측수근신근(Extensor Carpi Radialis Longus;

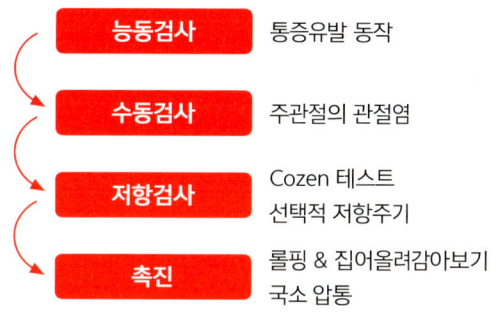

[그림 17] 테니스 엘보 진단 프로토콜

ECRL)과 단요측수근신근(Extensor Carpi Radialis Brevis; ECRB)이 작용하는데 이 근육들은 선택적 저항검사를 할 필요가 있습니다. 팔꿈치를 신전한 상태에서 검지에 저항을 주어서 양성인 경우 장요측수근신근의 문제로 보고 상완골 외측상과 위쪽(수오리(手五里) 부근)까지 자침을 합니다.

두 번째로 팔꿈치를 굴곡한 상태에서 중지에 저항을 줘서 통증이 있는 경우는 단요측수근신근의 문제로 보고 상완골 외측상과 위주로 자침을 합니다.

롤핑은 치료의 개념인데 저는 수근신근 방향으로 롤핑을 하면서 경결된 부분을 찾아냅니다. 딱딱해 지거나 브레이크처럼 툭 걸리는 사람들이 있습니다. 롤핑은 경결된 부분을 찾아낸다는 의미도 있고 피부분절 지배 영역에서 언급한 C5-6의 문제도 생각해 본다는 의미가 있습니다. 그리고 테니스 엘보쪽 수근신근군(群)을 가로방향으로 집어올려 감아보기(pinch & rolling)를 해서 가장 불편하거나 감각이 예민해진 부분을 찾아서 자침을 해 줍니다.

테니스 엘보를 포함해서 치료적인 부분을 다시 한 번 말씀드리면 저는 전침을 많이 사용합니다. 병리적 관점에서 자하거 약침, 매선도 많이 쓰는 편입니다. 화침이나 온침도 유효할 것으로 보이는데, 개인적 선호의 측면에서 저는 화침이나 온침은 잘 시행하지 않고 기기구를 사용하고 있습니다.

12. 생체역학 Biomechanics

그럼 '왜 팔꿈치나 손목은 자꾸 손상이 오는가?' 이 질문에 답하기 위해서 생체 역학적인 부분을 설명 드리겠습니다. 역학적인 부분을 알면 어떤 원인에서 질병이 오는지 추리할 수 있습니다. 그리고 익숙해지면 몇 가지 일정한 패턴을 발견하게 됩니다.

가장 많이 이야기 되는 라운드숄더(round shoulder, 둥근어깨)부터 살펴보겠습니다. 척추중심선에서 견갑내측연이 3촌(寸)이상 벌어졌을 때를 라운드숄더라고 진단할 수 있습니다. 물론 체격에 따라 견갑골 내측연이 만져지지 않을 수도 있고 반대로 마른사람의 경우 내측연이 뒤로 돌출되기도 합니다. 어깨뼈는 벌어지는 상황에 더해서 전방으로 경사지거나(anterior tilting) 상/하방회전(upward/downward rotation)도 일어나게 됩니다.

상완골 외전 운동을 분석하려면 쇄골-견갑골-상완골의 관계를 살펴봐야 합니다. 쇄골이 후방으로 20° 밀리면서 25° 후방회전을 해서 견갑골이 움직일 수 있는 기반을 만들어 줍니다. 그 상태에서 견갑골이 약 60° 상방회전하고, 나머지 120°를 상완골이 외전하면서 상완골의 180° 외전이 만들어집니다. 그리고 그 과정은 동시다발적이고 불수의적으로 일어납니다[그림 18]. 이런 관계에 있기 때문에 라운드숄더가 되면 외전의 첫 단추인 쇄골의 움직임부터 제약을

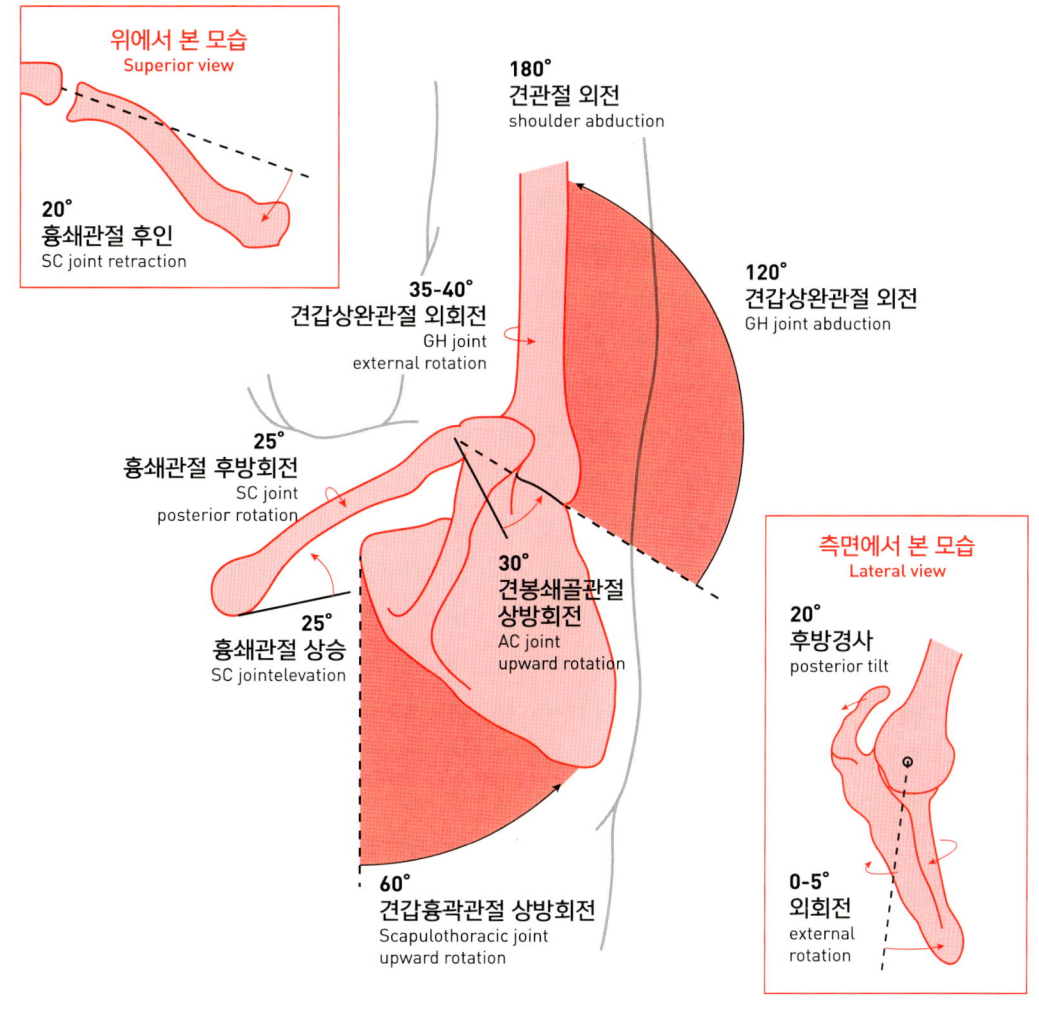

[그림 18] 견갑대의 움직임

받게 됩니다. 그래서 상완골의 완전한 외전이 방해 받습니다. 라운드숄더에 따른 관절의 보상적 움직임을 보면, 상완골은 좀 더 내전되고 하완에서는 좀 더 회내된 상태를 유지하게 됩니다. 결국 회전근개는 항상 늘어진 상태가 되어 무리가 많이 가는 자세를 갖게 되는 것입니다.

손목에서는 제3 중수골, 중립상태(neutral position), 회내에 대해서 말씀드리겠습니다. 손가락을 효율적으로 굴곡하려면 제3 중수골이 단단하게 고정되어 있어야 합니다. 쥐는 동작에서 중수골이 움직여 버리면 강한 악력이 나올 수 없습니다. 이 제3 중수골을 단단하게 고정해주는 역할을 앞서 말씀드린 단요측수근신근(ECRB)이 담당합니다[그림 19]. 그래서 꼭 테니스를 하지

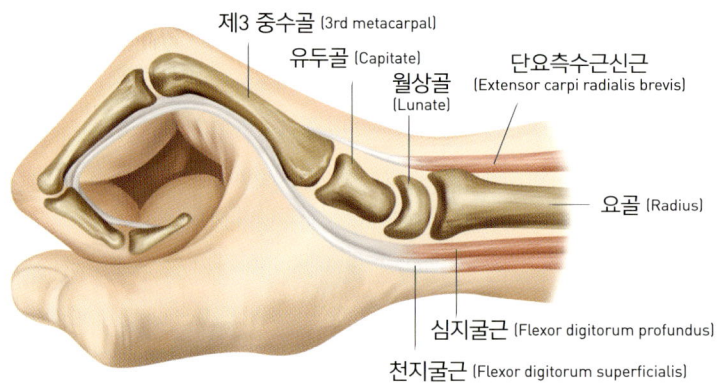

[그림 19] 손목의 골격과 근육

않더라도 손가락의 강한 악력을 필요로 하는 동작에서는 모두 테니스 엘보가 올 수 있습니다.

　식당에서 칼질하시는 분, 무거운 것 자꾸 드시는 분, 심지어 골프 라켓을 강하게 쥐는 경우에도 테니스 엘보가 올 수 있습니다. 게다가 골프는 테니스나 배드민턴 라켓에 비해 그립의 크기가 작기 때문에 강한 악력이 필요하고, 탄성이 없는 딱딱한 공을 치거나 뒷 땅을 치기도 하기 때문에 테니스 엘보를 유발할 수 있다고 봅니다.

　손목은 중립상태에서 30°정도 신전되어 있습니다. 그 이유로 굴신 양쪽 부위 근육의 힘 차이에서 기인하기도 하겠지만, 이 상태가 역학적으로 가장 강한 힘을 효율적으로 쓸 수 있는 상태이기도 합니다. [그림 20]는 손목의 굴신 위치에 따른 악력의 그래프로 30°에서 최대로 힘을 낼 수 있습니다. 그런데 책상 높이나 사용하는 키보드 및 마우스의 문제로 손목의 각도가 30°

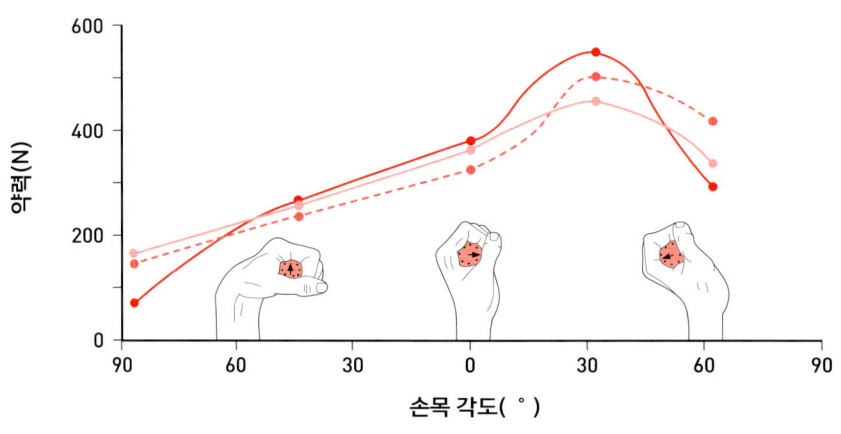

[그림 20] 손목의 각도에 따른 악력변화

보다 너무 크거나 작으면 근 수축의 효율이 저하됨에 따라 역시 문제를 일으킬 수 있습니다.

　　라운드 숄더의 보상적 변화에도 소개된 회내라는 개념은 요골두와 척골두(혈위로는 척택과 양곡)을 잇는 대각선을 기준으로 하는 손목의 내측회전입니다[그림 21]. 회내가 일어나면 손등쪽의 인대들이 늘어난 상태가 돼서 작은 자극을 지속적으로 받습니다[그림 22]. 근력이 없거나 피아노를 많이 치는 여성들에서 손등에 결절종이 다발하는 이유는 회내를 지속하면서 인대나 결합조직이 손상되면서 물이 찬 병리로 이해할 수 있습니다. 한번 결절종이 생기면 물을 빼주거나 터뜨려 줄 수 있지만 반복 발생하는 양상을 보입니다. 결절종 임상례는 강의 마지막에 사진으로 보여드리겠습니다.

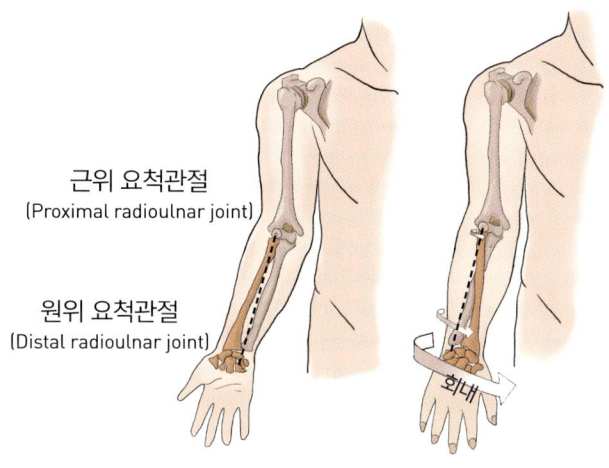

[그림 21] 회내와 회외의 축(앞에서 본 모습)

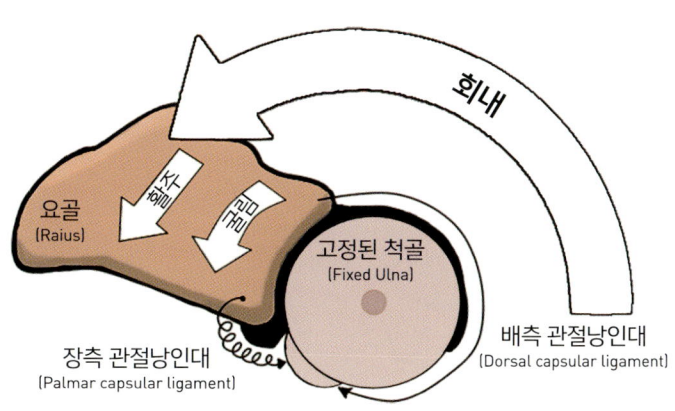

[그림 22] 회내시 원위 요척관절에서의 움직임

다음으로 수근골을 보겠습니다. 손목의 8개 뼈 중 주상골(손배뼈, scaphoid)과 월상골(반달뼈, lunate)은 손목 운동의 기반이 되며, 나머지 뼈들은 안정성을 담당합니다[그림 23, 24]. 즉, 요골과 척골의 기저면에서 주상골과 월상골이 슬라이딩 하는 방식으로 운동이 이뤄지고 나머지 손목뼈들은 주상골과 월상골에 업혀 있다고 보면 됩니다.

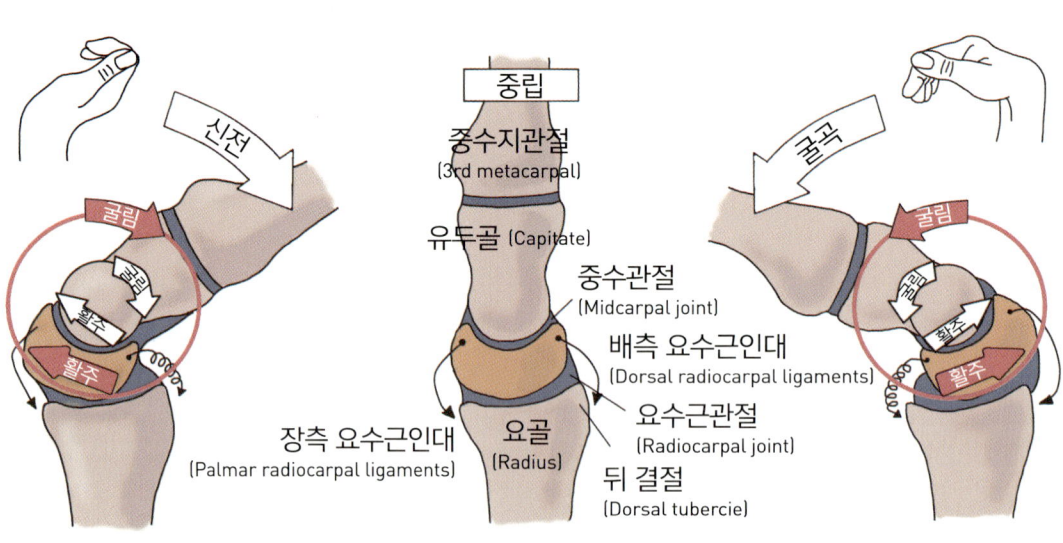

[그림 23] 손목 정중선에서의 굴곡 및 신전

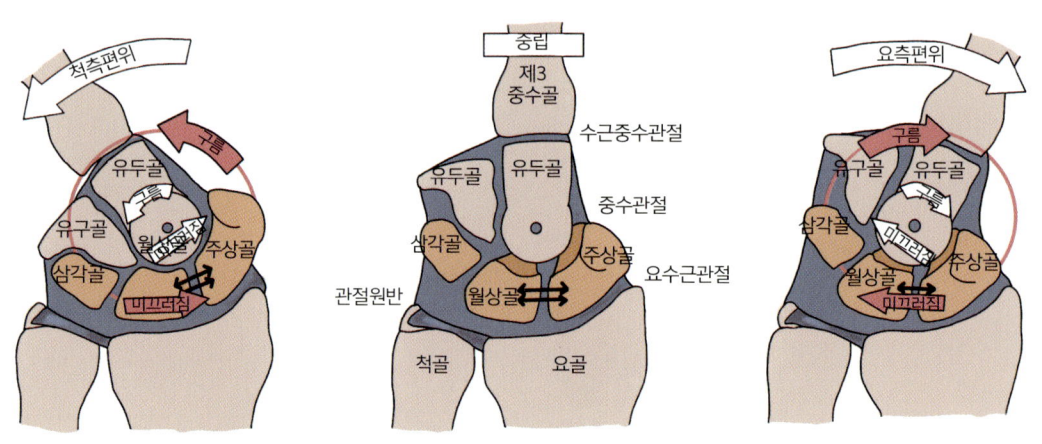

[그림 24] 손목에서 척측편위와 요측편위

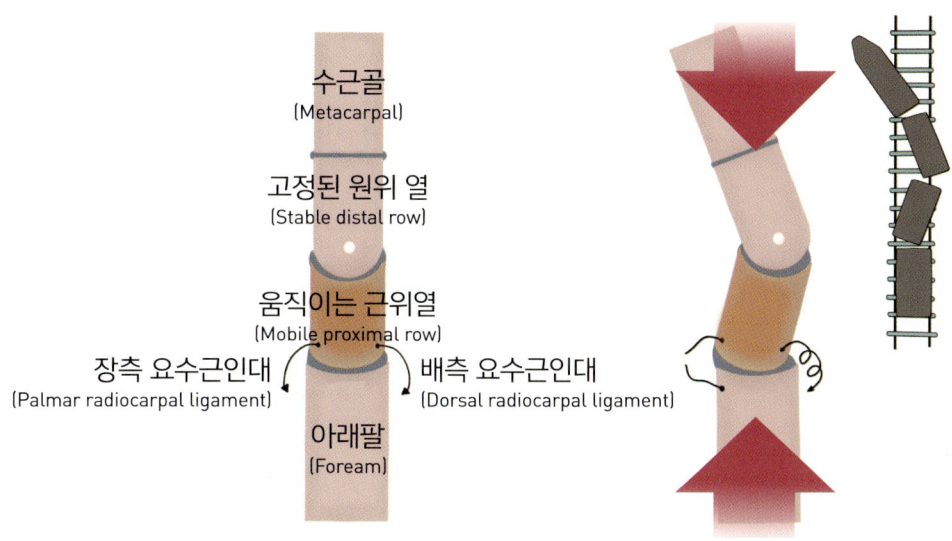

[그림 25] 강한 압박력을 받았을 때의 손목인대 손상

삼각섬유연골복합체(Triquetral FibroCartilage Complex; TFCC)나 요수근인대들은 기저 면의 요/척골과 슬라이딩 하는 주상골과 월상골을 잡아주고 있습니다[그림 25]. 이 부분이 헐거워지면 운동 시 통증이 나타나게 되는데, 대표적으로 손목 신전 시 발생하는 통증은 월상골이 요골면에 끼면서(impingement) 나타나는 통증입니다.

13. 근막 Myofascia

근막(myofascia)의 관점에서 보면 손목과 손가락의 신전근은 곡지(曲池)에서 모여 상완골 외측의 외측근간격막(lateral intermuscular septum)을 타고 삼각근(어깨세모근, deltoid)으로 연결되며 승모근(등세모근, trapezius)으로 모입니다. 굴근들은 팔꿈치 내측의 소해(小海)에서 모여 상완골 내측근간격막(medial intermuscular septum)을 타고 흉근(가슴근, pectoralis)으로 연결됩니다. 팔꿈치, 손목 및 손가락 치료에서 흉근과 삼각근, 승모근도 같이 고려해 줘야 하는 이유입니다.

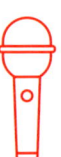

각론: 다빈도 질환 증례
Cases of Frequent Diseases

이제 다빈도 질환별로 다시 한번 정리해 보겠습니다. 1월부터 환자들의 허락을 받아서 사진을 모아 준비한 자료를 보면 흉곽출구증후군이나 손목 염좌가 가장 많았습니다. 골퍼 엘보, 테니스 엘보, 손목터널증후군은 그 다음으로 많습니다. 그리고 손가락 염좌나 관절염, 탄발지 등이 있고 드물게는 드퀘르벵 병이나 요골신경 병변이 있습니다.

유병률과 관련해서 참고할 만한 논문이 있습니다. 스웨덴의 Ohlsson은 1994년에 165명의 여성 노동자들을 설문과 이학적 검사로 조사한 결과를 보고하였습니다(Ohlsson, 1994). 원래 연구의 목적은 상지 질환에 대해서 설문과 이학적 검사간의 민감도와 특이도 등을 조사하려는 것이지만, 저희 입장에서는 지구 반대편 스웨덴에서 20여 년 전에 어떤 질환들이 설문과 이학적 검사를 통해 많이 진단이 되었는지 엿볼 수 있는 소중한 연구입니다[표 13].

20여 년이 지난 현재의 병리 구분과 다소 차이가 있기는 하지만, 대략적인 빈도를 살펴볼 수는 있습니다. 경추는 대부분 목 주변의 긴장이 많고, 어깨에서는 극상근, 상완이두근, 견쇄관절, 극하근의 건병변이 많음을 볼 수 있습니다. 팔꿈치는 당연히 테니스 엘보 및 골퍼 엘보가 많고요. 팔꿈치 이하의 신경 포착은 빈도가 낮지만 손목터널증후군 1례가 보입니다. 이 결과와

진단명(국문)	진단명(영문)	부위	빈도수(n)
목의 긴장 증후군	Tension neck syndrome	경추	55
경추 증후군(방사통)	Cervical syndrome		1
흉곽출구증후군	Thoracic outlet syndrome		3
유착성 관절낭염	Frozen shoulder	어깨	0
극상근 건염	Supraspinatus tendinitis		18
극하근 건염	Infraspinatus tendinitis		6
상완이두근 건염	Bicipital tendinitis		15
견쇄 증후군	Acromioclavicular syndrome		13
외측 및 내측상과염	Lateral and medial epicondylitis	팔꿈치	19
손목터널증후군	Carpal tunnel syndrome	신경포착	1
원엎침근증후군	Pronator syndrome		0
요골터널증후군	Radial tunnel syndrome		0
척골신경포착(팔꿈치)	Ulnar nerve entrapment at the elbow		0
척골신경포착(손목)	Ulnar nerve entrapment at the wrist		0

[표 13] 165명의 여성노동자들에게서 나타난 상지질환 목록 | Ohlsson, 1994

함께 저희 한의원에서 진단 및 치료를 받는 환자분들의 사진을 보면서 대략의 빈도를 익혀두면 진단하는 데 도움이 될 것입니다.

1. 흉곽출구증후군 Thoracic outlet syndrome

먼저 흉곽출구증후군(Thoracic Outlet Syndrome; TOS)부터 살펴보겠습니다[그림 26]. 증후군이라는 말은 일단 원인과 발병기전이 분명하지 않다는 말입니다. 손목터널증후군의 경우 신경 포착 부위가 한 부위인데 반해 흉곽출구증후군은 사각근, 경늑골(cervical rib), 소흉근, 쇄골하 공간 등에서 포착될 수 있습니다. 경늑골은 드물게 나타나는데 C6이나 C7의 횡돌기가 늑골처럼 자라나는 현상으로 이것이 신경을 포착하는 경우도 있습니다. 저도 수련의 시절에 한 번 본 적

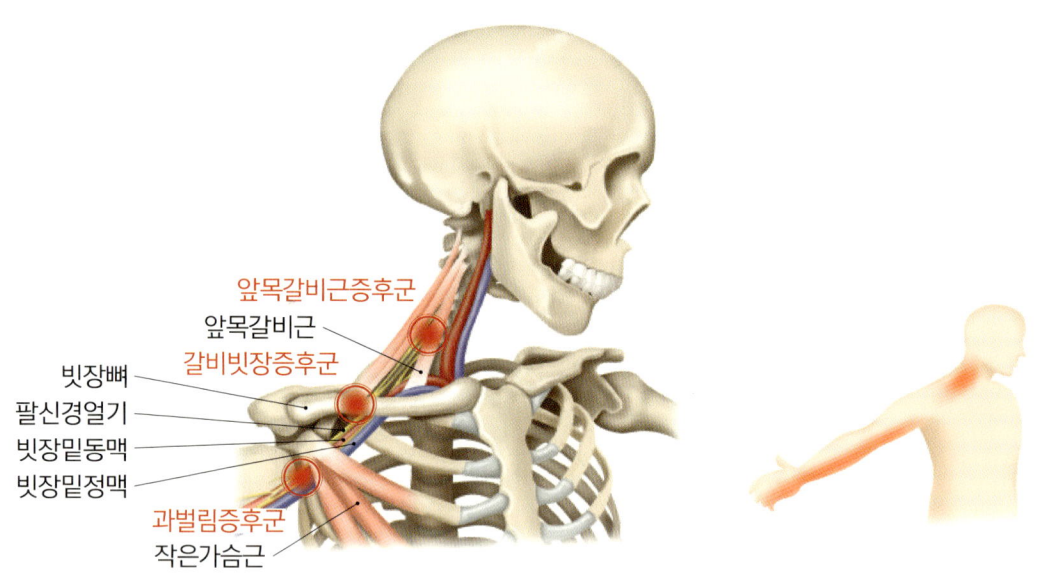

[그림 26] 흉곽출구증후군

이 있어서 기억하고 있습니다. 역사적으로 볼 때 전사각근증후군, 중사각근증후군, 경늑골증후군, 늑쇄공간증후군, 소흉근증후군으로 불리던 걸 1960년대 무렵부터 흉곽출구증후군으로 합쳐서 부르고 있습니다. 단일 부위나 단일 구조물에 대한 진단이 아니라 여러 가지 병태를 포괄하는 진단명인 셈입니다. 포착되는 대상에 따라 동맥성, 정맥성, 신경인성의 3가지로 분류할 수 있습니다.

흉곽출구증후군(G54.0)

유병률: 3~80명/1000명

분류
1. 동맥성(Arterial): <1%
2. 정맥성(Venous): 2~4%
3. 신경인성(Neurogenic): 90~95%

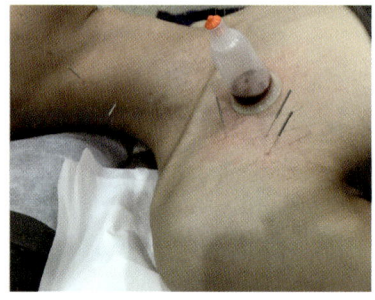

[그림 27] 흉곽출구증후군의 유병률 및 분류

포착되는 대상을 기준으로 분류하면 신경(상완신경총)의 포착이 90~95%로 거의 대부분을 차지하고 정맥성이 2~4%, 동맥성이 1% 이하로 나타납니다[그림 27]. 동맥이 포착되면 손이 차지거나 손끝이 창백해지는 증상으로 표현되고, 정맥이 포착되면 붓고 후끈거리는 열감으로 나타납니다. 신경은 당연히 저림으로 표현됩니다. 흉곽출구증후군으로 연구를 많이 한 샌더스(Sanders, 2007 & 2008)의 논문을 보면 저림이 발생할 때 다섯 손가락이 다 저리는 경우가 50% 정도 되고, 1~2지 쪽이 증상이 더 많은지, 3~5지 쪽 증상이 더 많은지는 아직 정확한 통계가 없는 듯 합니다. 1년 간격으로 발표한 샌더스의 두 논문에서 어느 손가락 저림이 많은지에 대해 서로 다른 이야기를 하고 있는 걸 보면 말입니다. 샌더스의 논문 이야기를 좀 더 해보면 흉곽출구증후군 환자의 사각근에 대한 조직학적 특징이 표현되어 있습니다. 사각근은 본래 자세유지근과 속근의 특성을 모두 가지고 있는 근육인데, 흉곽출구증후군 환자에서는 자세유지근으로서 단축되는 경향이 많아져 조직학적으로 섬유화가 진행되어 딱딱하게 굳어져 있는 패턴을 보인다고 합니다.

저는 개인적으로 샌더스의 논문에서 힌트를 가져와서 진단을 합니다. 앞에서도 언급했지만 Adson's test는 특이도, 민감도가 많이 떨어져서 잘 활용하지 않습니다. 주로 발병하는 사각근, 늑쇄공간, 소흉근 등을 촉진해 보고 그 부위의 딱딱하고 굳어지고 두꺼워진 느낌과 함께 20초 정도 깊게 눌렀을 때 전형적인 저림 증상을 호소하면 흉곽출구증후군으로 진단합니다. 치료는 침과 전침을 사용해서 근육을 풀어줍니다. 사각근에 직접 침과 전침을 하는데, 자극이 강하므로 환자의 상태에 따라 강도를 조절해야 합니다. 소흉근에 자침할 때는 폐를 찌르지 않도록 직자가 아닌 오훼돌기(부리돌기, coracoid process) 쪽으로 횡자(橫刺)를 합니다. 부위를 정확히 잡기 어려울 때는 넓게 사혈을 해주면 됩니다.

발병 원인으로 보면 외상이 80~90%를 차지합니다. 경늑골증후군도 2% 정도 되고 기타 원인도 있지만 주로 외상으로 보면 됩니다. 외상은 수영장에서 레인 끝을 보지 못하고 머리를 부딪친 사람부터 다양한 케이스가 있지만, 1차 진료를 하는 우리 한의사 입장에서는 교통사고에서 발생하는 흉곽출구증후군을 놓치지 않고 관찰해야 합니다. 강의 준비하면서 윤상훈 원장님과 이야기를 나누었는데, 교통사고 환자에서 특히 흉곽출구증후군이 많이 보이는 것 같다는 윤원장님의 관찰은 샌더스의 언급과도 일치합니다.

2. 테니스 엘보 Tennis elbow

Case #4

F/53

C/C) Lt. elbow pain

P/H) Local OS X-ray, inj Tx.

P/Ex) Lt. C5 facet referral area hypersensitive
Lt. C5-6-7 myotome weakness
Cozen test(+) improved on Lt. C5 facet rubbing

[표 14]

다음으로 테니스 엘보를 보겠습니다. 발병률은 1~3% 되니까 흉곽출구증후군과 유사합니다. 2년 이내 재발 확률도 있는 편입니다. 테니스 엘보는 두 가지 케이스로 설명을 드리겠습니다.

53세 여환. 주소는 팔꿈치 통증이고, 정형외과에서 스테로이드 시술도 하였습니다. 경추 연관부위 피부 과민 감각도 있으면서 경추부 후관절의 압통도 확인되었습니다. 경추를 반대 측으로 측굴과 회전을 한 상태에서 후관절을 20초가량 문지른 후 다시 확인하면 팔꿈치 통증이 줄어들었던 케이스입니다[표 14].

강의 초반에 말씀드렸던, 큰 그림에서 경추와 국소를 같이 봐야 하는 분입니다. 경추에는 봉침을 시술하고 침 치료하고, 피부 압통점에는 사혈하고, 상완골 외측상과에 집중적으로 침 치료를 하였습니다[그림 28]. 그렇게 5번 정도 했더니 경추의 피부 감각이 좋아지고 후관절을 문지른 뒤 통증 체크를 해봐도 팔꿈치 통증의 변화가 없습니다. 즉 이제는 경추가 주범이 아니라는 것을 확인할 수 있습니다. 이제는 국소 부위(ECRL ECRB)에 집중해서 침 치료를 합니다. 이론적으로 보

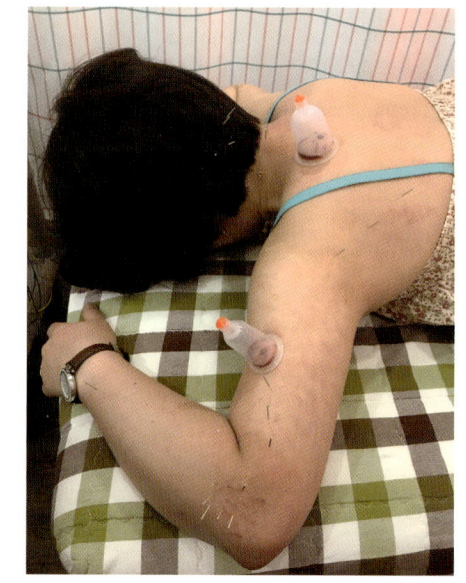

[그림 28]

Case #5

F/58

C/C) Lt. elbow pain

O/S) several months ago, d/t golf

P/EX) Cozen test(+)
ECRB tenderness
ECRL tenderness

[표 15]

면 침이 두꺼울수록, 염전 또는 제삽을 할수록, 자하거 약침 같은 치료를 병행할수록 재생 효과가 클 것으로 생각됩니다. 침은 꼭 골막까지 닿도록 심자합니다.

　다음 케이스는 58세 여환으로 팔꿈치 통증이고 골프 하고 와서 심해진 분입니다[표 15]. 이 분은 경추의 연관성이 없습니다. 그런 경우는 말초에 집중적으로 치료합니다. 장/단요측수근신근(ECRL, ECRB)에 침을 많이 놓고, 효과가 좀 더뎌서 지난번부터 자하거 약침도 하고 있습니다[그림 29]. 앞서 말씀드린 대로 골프가 주 발병 원인이지만 내측 상과의 통증을 호소하는 골퍼 엘보가 아니라 외측상과부위의 통증을 호소하시던 분입니다. 골프 엘보 테스트(손목의 저항 굴곡 검사) 양성이 아니라 Cozen`s test 양성입니다. 손목을 쥐는 동작의 역학관계에서 들은 기억이 있으실 겁니다[표 15].

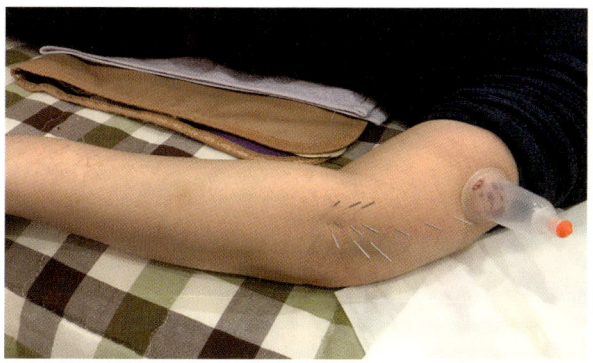

[그림 29]

3. 골퍼 엘보 Golfer's elbow

골퍼 엘보 보시겠습니다. 유병률은 적습니다. 테니스 엘보의 1/6정도 되고 여성, 노령에 유병이 많습니다.

Case #6

F/61

C/C) Lt. elbow medial side pain
painful when washing her face

O/S) Chronic, overuse

P/Ex) Golfer's elbow test(+)
Tenderness on medial epicondyle

[표 16]

첫번째 케이스는 61세 여환으로 상완골 내측상과 통증이 심해서 세수를 못 하십니다. 직업은 요양보호사인데 환자를 돌볼 때 근육의 과사용이 원인으로 보입니다[표 16]. 내측상과 부위에 침 치료와 자하거 치료를 병행하였습니다[그림 30]. 앞서 말씀드린 대로 근막적 개념에서 굴근은 상완골 내측연으로 모이니까 그쪽도 같이 자침해 줍니다. 침, 전침위주의 기존 치료의 효과가 더디다고 판단하여 현재 자하거약침 치료 5회를 병행하여 호전을 보이고 있습니다. 세수할 때의 통증도 덜하다고 합니다.

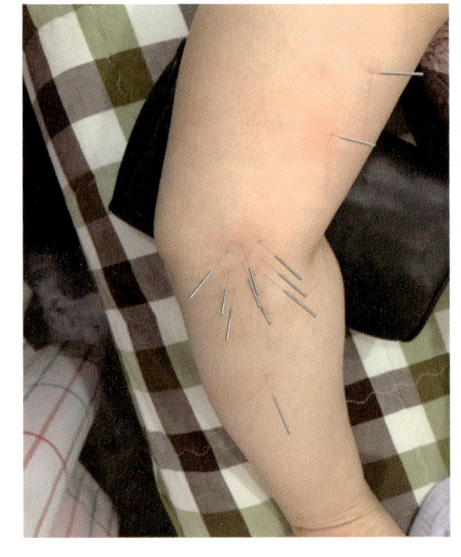

[그림 30]

4. 손목터널증후군 Carpal tunnel syndrome

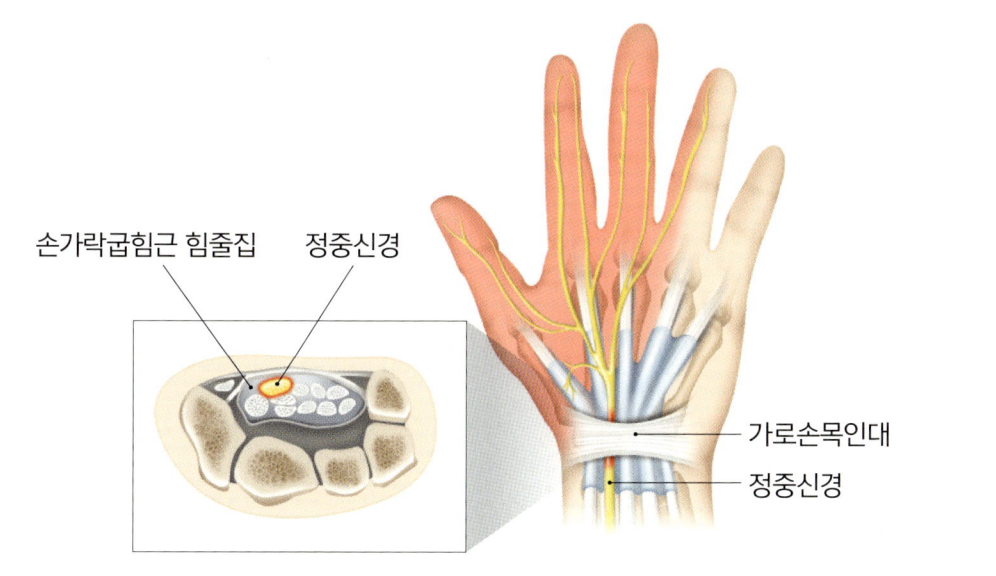

[그림 31] 손목터널 증후군

손목터널증후군을 설명해 드리겠습니다. [그림 31] 임상적 설명을 하기에 앞서 한의학연구원의 김형준 박사님과 미국 하버드대의 내퍼도우(Napadow) 및 여러 연구자가 공동으로 진행한 손목터널증후군의 침 치료에 대한 논문을 하나 소개하겠습니다(Maeda, 2017).

이 실험은 환자를 A, B, C 3개의 군으로 나눠서 A군은 근위치료, B군은 원위치료, C군은 관계없는 곳에 침 치료를 하고 연구 구성은 무작위 배정 대조 임상시험(Randomized Controlled Trial; RCT)으로 진행했습니다. 8주간 16회의 치료를 점감적인(tapering) 방식으로 진행한 후, 치료를 마치고 결과를 확인하고 3개월 뒤에 다시 결과를 체크합니다. 결과 확인 방식은 환자의 주관적인 설문과 신경전도 속도검사, 그리고 f-MRI 측정입니다. f-MRI는 증상의 변화가 실제로 뇌의 일차감각피질에까지 영향을 주는지 보기 위해 시행하였습니다.

8주 치료 후 A, B, C군 모두 유효한 반응이 있었고 3개월 후에 재검에서는 A군에서만 확연히 유효한 반응을 보였습니다. 신경전도 속도도 빨라졌고 놀라운 것은 f-MRI에서도 변화가 있었다는 점입니다. 즉, 단순히 증상의 호전뿐 아니라 뇌의 일차 감각피질의 기능에도 영향을 준 것입니다. f-MRI에서 보통 손목터널증후군 환자는 2, 3, 5지의 감각을 구별하지 못하고 뭉뚱그려서 받아들이는데 치료 후 촬영한 f-MRI에서는 2지와 3지의 감각을 구분하기 시작했습니다.

침 관련 연구가 이렇게까지 진행된 것을 볼 수 있는 논문이라 개인적으로 매우 인상적인 논문이었습니다. 기사로도 많이 보도됐으니 찾아보셔도 좋겠습니다.

치료적인 면에서 위 논문에는 대릉(大陵)과 외관(外關)에 자침 후 전침을 시술합니다[그림 32]. 저는 기존에 대릉과 내관(內關)에 자침했는데 현재는 위 논문에서 힌트를 얻어서 대릉과 외관에 자침 후 치료 반응을 살펴보고 있습니다[그림 33].

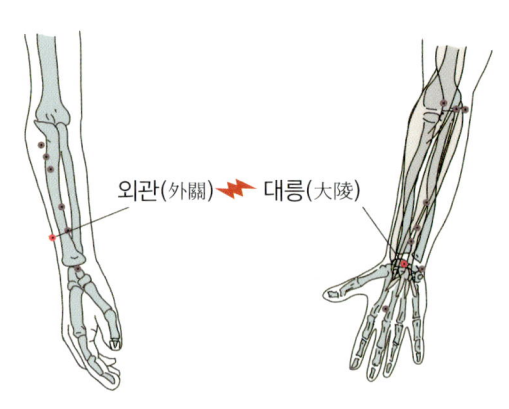

[그림 32]

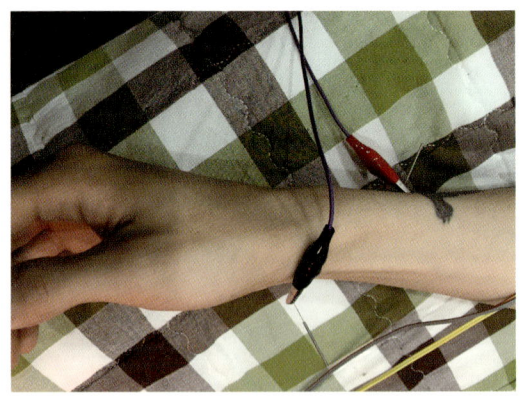

[그림 33] 외관과 대릉에 전침치료

참고로 최수용 원장님이 번역하신 책에 나오는 인대이완기법(Ligamentous Articular Strain; LAS)이 있습니다. 손목터널은 주상골과 두상골(콩알뼈, pisiform)에 의해 형성되는데 주로 두상골이 아래로 주저앉아 문제가 발생한다고 보고 물리적으로 두상골을 받쳐주는(손바닥 쪽으로 밀어주는) 치료를 하기도 합니다.

유병률을 보면 미국 기준 천 명당 50명쯤인데 헤어디자이너, 식당일 등 과사용 군에서는 150~500명까지 증가합니다. 무려 3~10배까지 차이가 나니 진료 보실 때 반드시 직업력을 확인해 보셔야 합니다. 최근에 오신 분은 제사가 끊이지 않는 종갓집 맏며느리셨는데 직업적 과사용군과 병리적 궤를 같이한다고 볼 수 있습니다.

이학적 검사는 Hoffman-Tinel sign(두드리는 검사), Phalen`s test(양손으로 압박하는 자세), carpal compression test(의사가 눌러보는 검사), palpatory disagnosis(만져보기), square wrist sign(손목이 두꺼워져서 손목의 가로/세로 비율이 증가하는지 보는 것) 등이 있습니다.[3] 이들을 단독 검사만 시행해서 손목터널증후군을 확진할 수는 없고 복수의 검사와 환자의 증상을 섞어서 진단하실 것을 추천합니다. 증상이 교과서적으로 1, 2, 3지와 4지의 요측 절반에만 있다면 진단하기 쉬울 것 같지만 실제로 딱 떨어지는 증상을 가진 사람은 많지 않습니다.

이학적 검사 Physical exam

Hoffmann-Tinel sign: 민감도 특이도 모두 낮음
Phalen sign: 민감도 80%, 특이도 낮음
The carpal compression test: 민감도 89%, 특이도 96%
Palpatory diagnosis: 민감도 90%, 특이도 75%
The square wrist sign: 민감도 특이도 70%

https://emedicine.medscape.com/article/327330-clinical#b4

[표 17] 손목터널증후군의 진단을 위한 이학적 검사

5. 드쿼르벵 병 De quervain's disease

드쿼르벵 병의 증상은 엄지를 신전할 때 요골경상돌기(노뼈붓돌기, radial styloid process) 부위에 발생하는 통증입니다. 엄지를 외전 및 신전하는 건의 과사용으로 인한 건초염입니다. 남자에 비해 여자가 4배 정도 많고, 20대 여성에 비해 40대 여성이 3배 정도 많습니다. 즉, 손을 많이 사용하는 중년 여성에 많은데 주로 출산하고 육아하면서 발생합니다. 통증 양상은 잠을 깰 정도의 찌르는 통증이고(stabbing pain) 주로 요골경상돌기 부분에서 통증이 나타납니다. 이학적 검사는 Finkelstein's test(엄지손가락을 감아 주먹을 쥐고 손목을 척측 굴곡)나 엄지손가락 신전 저항 검사를 해서 확인해 볼 수 있습니다.

개인적인 이야기를 좀 드리자면 저는 첫 아이를 27세에 낳았습니다. 제가 아이를 많이 안아 주고 손빨래를 직접 했더니 건장한 27세의 남자인 저에게도 드쿼르벵 증상이 발생한 것을 보고 육아하는 초보 노산 엄마들에게 정말 많이 생기겠구나 했습니다.

치료는 기본 병리가 염증이니까 통증 부위에 침 자극을 많이 해주고 봉침을 응용합니다. 양방에서는 스테로이드를 주사합니다.

---

3 참고로 특정 질병의 유병률, 검사방법, 검사방법의 민감도/특이도 등이 궁금하시면 메드스케이프(www.medscape.com)에서 해당 질환을 검색해 보시면 됩니다

Case #7

F/39

C/C) wrist pain on radial styloid process (stabbing pain)
O/S) 1month ago, after baby care

P/Ex) Finkelstein's test(+)
Resisited thumb ext : Painful

[표 18]

케이스를 보시면 출산 한 달 만에 손목 통증이 온 분인데, Finkelstein's test 양성이고 엄지손가락 신전 저항검사에도 양성입니다 [표 18]. 치료할 때는, 근막적으로 연결을 가지는 외측근간격막에 습부항을 하였고, 장무지 신근 근복부와 길항근의 근복부에 자침합니다. 추가적으로 약 3cm 길이의 건초 주변에 여러 개의 침을 놓았습니다[그림 34].

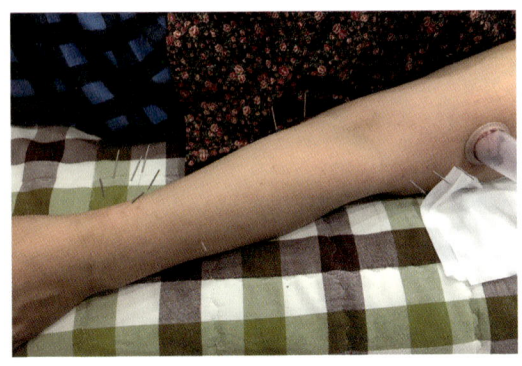

[그림 34]

6. 손목 염좌 Wrist Sprain

이제 드디어 손목 염좌입니다. 한의원에서 정말 많이 봅니다. 해부를 간단하게 이해해 보면 손목뼈들은 튀어나온 부분이 있어서 어느 정도 촉진할 수 있습니다. 촉진을 통해서 정확한 부위를 찾는 것이 중요하기 때문에 자세히 설명해 드리겠습니다.

손바닥 면에서 요골단의 바로 원위에서 튀어나온 게 주상골이고요, 척골 원위부에서 높게 튀어나온 게 두상골입니다. 참고로 손목터널증후군과 관련된 손목지지대(retinaculum)도 주상골과 두상골에 걸쳐 있다고 보시면 됩니다. 주먹을 쥐고 손을 강하게 굴곡했을 때 손등 쪽에서

제3 중수골 아래에 가장 튀어나온 뼈가 유두골입니다.

손목의 문제는 주로 요골의 기저면-월상골-유두골 부위에서 많이 옵니다. 혈자리로 보면 양지(陽池)쯤에 해당합니다.

검사는 '능동검사→수동검사→저항검사→촉진'으로 이뤄지는데, 호발 부위를 집중적으로 살펴봅니다.

수동검사 시에 한의사 엄지의 지절간관절(InterPhalangeal joint; IP)을 환자 원위부 요골과 척골 사이(양지(陽池) 부위)에 대고 수동적으로 굴신을 시켜보고, 그다음 살짝 손가락 쪽으로 끌어당겨서 굴신을 시켜봅니다. 요/척골과 손목뼈 사이의 간격을 보는 건데요, 보통 1~2㎜ 정도의 간격이 있어야 하고 걸리는 소리가 없어야 정상입니다. 하지만 산후 또는 과사용 군에서 보면 덜컥덜컥 소리가 나거나 심한 경우 집히면서(impingement) 통증이 유발되기도 합니다.

손목 염좌의 치료는 압통이 있으며, 안정성이 떨어진 부위의 인대를 정확하게 잡아서 인대의 시작과 끝 그리고 중간에 침을 3~4개 놓고 전침을 연결합니다[그림 35].

압통부위가 넓고, 불안정성이 심한 경우에는 나란히 2채널의 전침을 연결하기도 합니다[그림 36].

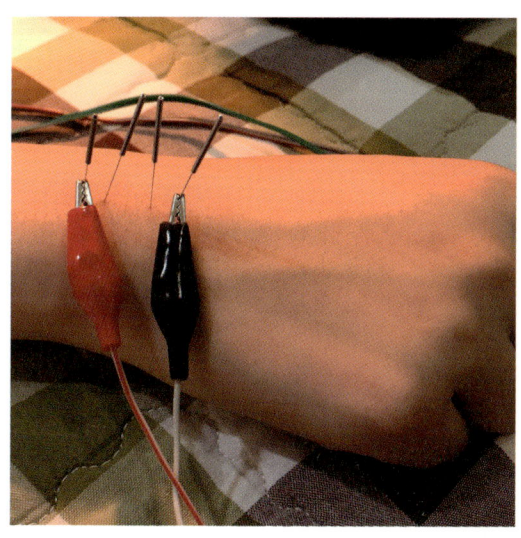

[그림 35]

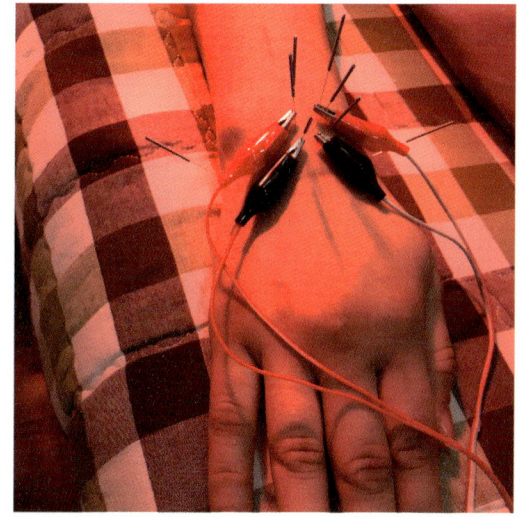

[그림 36]

손목의 불안정성이 심하면서 요골과 척골 사이의 불안정성을 함께 가지는 경우도 있습니다. 발목에서 경골과 비골 사이의 섬유연골결합인 Mortice injury가 있는 것처럼 말이죠. 그런 경우에는 외관 혈 주변에 침을 심자 한 뒤 전침을 추가로 연결하기도 합니다[그림 37].

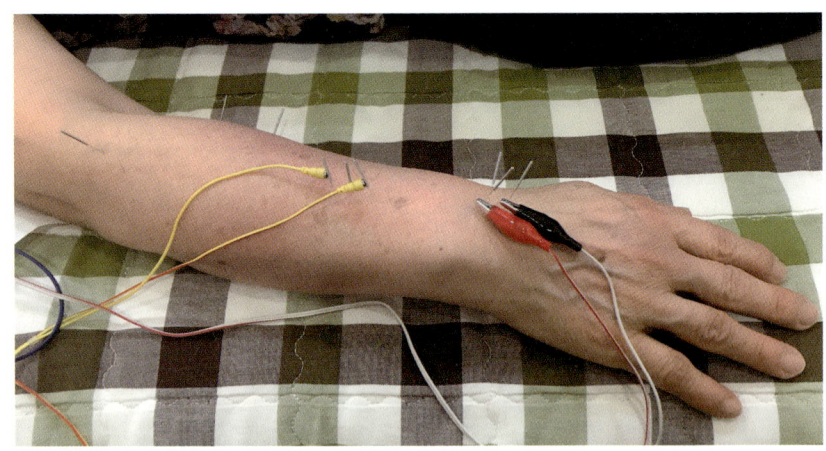

[그림 37]

손가락 염좌와 관련하여, 엄지손가락의 경우는 중수지관절(MetaCarpoPhalangeal joint; MCP)이나, 수근중수관절(CarpoMetaCarpal joint; CMC)에 염좌가 잘 옵니다[그림 38, 39].

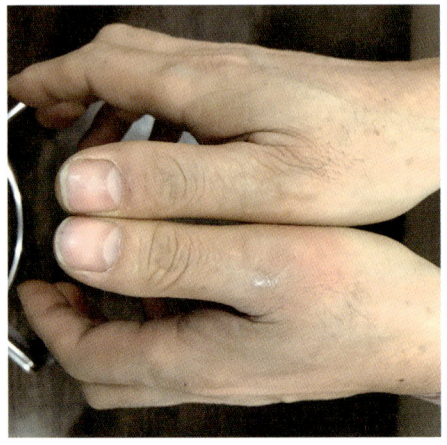

[그림 38] 좌측 엄지의 중수지관절 염좌로 인한 발적

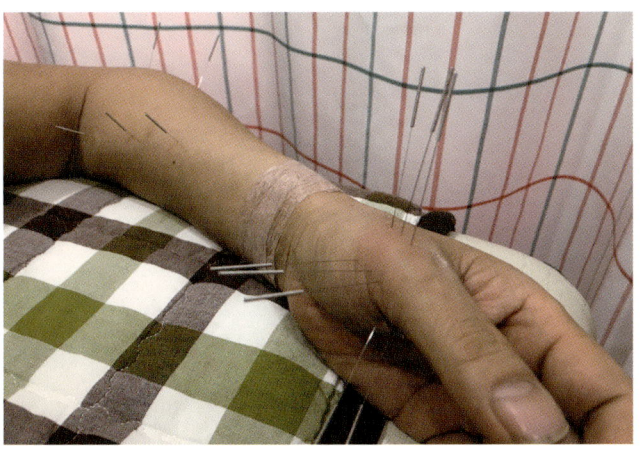

[그림 39] 좌측 엄지의 중수지관절 염좌의 침치료

그래서 해당 관절 및 인대에 침 치료를 해 줍니다. 농구를 해 보신 분은 알겠지만 손가락의 염좌는 중지나 약지에 많이 옵니다. 측부인대의 손상은 약지나 새끼손가락의 척측측부인대에 호발합니다. 어딘가에 부딪히게 되면 척골 쪽이 많이 부딪히기 때문입니다. 측부인대는 압통 부위의 관절을 벌리는 방향으로 구부려보는 검사를 해보는데요(side bending), 무릎에서 하는 내측측부인대, 외측측부인대의 유발검사(valgus/varus stress test)를 손가락에 적용해서 작은 힘으로 시행한다고 생각하시면 되겠습니다. 환자는 아파하고 덜컹하는 느낌이 나면서 건측에 비해 훨씬 헐거워진 느낌이 납니다. 치료는 측부인대에 침 치료를 시행하고 전침을 연결합니다[그림 40].

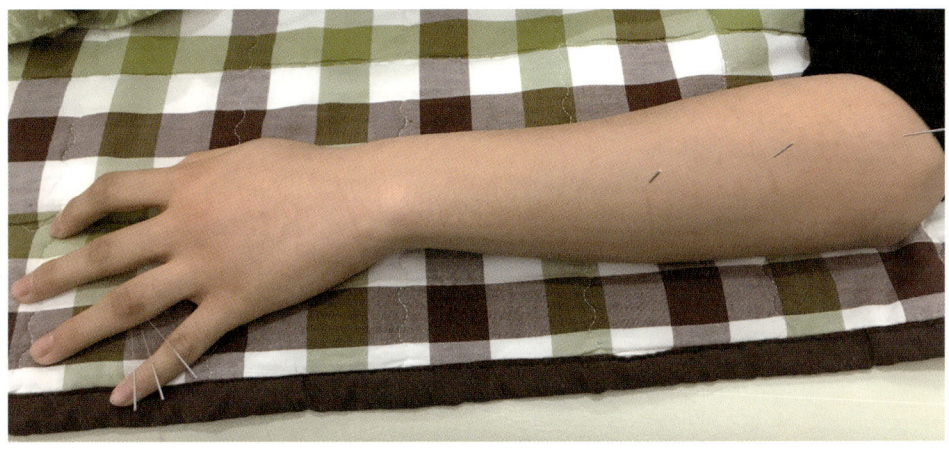

[그림 40] 좌측 약지의 외측측부인대 염좌 침치료

7. 손목과 손가락의 관절염 Arthritis of wrist and finger

손목과 손가락의 관절염은 치료가 참 어렵습니다. 시골 할머니처럼 대부분 과사용으로 인한 것이고 환자들이 고령인 경우가 대부분입니다. 그래서 '낫게 한다(Cure)'는 개념은 어렵고 '관리한다(Care)'는 개념으로 접근합니다.

미국 통계를 보면 일생동안 40%가 손가락 관절염을 경험하며 여성은 47%, 남성은 25% 유병률을 갖습니다. 손목의 관절염은 7명 중 한 명 정도의 유병률이 보고되고 있습니다. 원위지절관절(Distal InterPhalangeal joint; DIP)의 관절염을 헤베르덴 결절(Heberden's node)이라고 하고 근위지절관절(Proximal InterPhalangeal joint; PIP)의 관절염을 부샤르 결절(Bouchard's node)이라고 하는데 이름 정도만 알고 가겠습니다[그림 41]. 최수용 원장님 책을 보면 여기에 사혈하고 뜸을 하면 좋아진다고 표현되어 있고 개인적으로 저는 침 치료를 합니다. 침 치료하면 어느 정도 부드러움은 있는데 분명 치료의 한계가 있습니다.

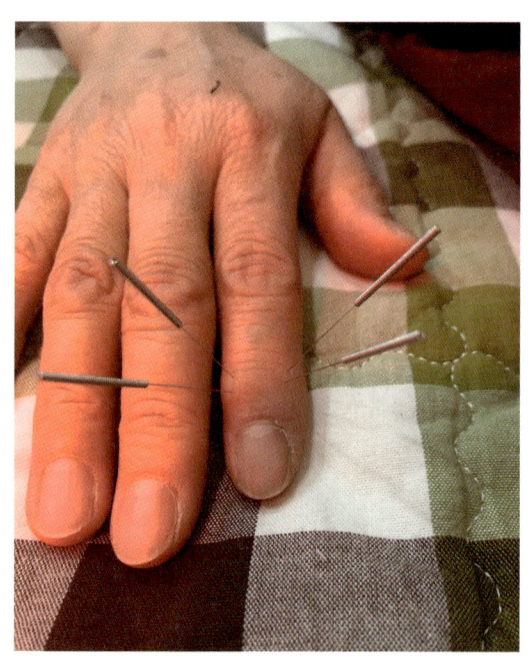

[그림 41] 헤베르덴 결절의 침치료

8. 탄발지 Trigger finger

탄발지(방아쇠 수지, trigger finger)라고 하는데 손가락을 굽혔다 펼 때 한번 딱 걸리면서 멈췄다가 통증과 함께 펴지는 증상입니다. 엄지손가락에 온 케이스는 영어로 trigger thumb이라고 해야겠지요. 저는 왼쪽 엄지발가락에 이러한 증상이 있는데요, 영어로는 trigger toe라고 합니다. 탄발지는 침 만으로 치료하기엔 부족한 점이 많습니다. 과사용으로 이미 건의 표면과 활차(pulley)에 구조적인 변화가 생긴 것이니까요. 3교시 윤상훈 원장님께서 소개해 주실 도침치료가 필요한 경우일 수 있겠습니다.

9. 요골신경마비 Radial nerve palsy

요골신경마비(radial nerve palsy)입니다. 유병률이 높지는 않은데 환자를 한 번만 보시면 바로 진단 할 수 있습니다.

Case #8

YCH M/51

C/C) Wrist drop(wrist extension weakness)
O/S) suddenly, 2 days ago(heavy drinking)

R/O) Radial nerve palsy
Progress) 2017.8.4 video 1
           2017.9.2. video 2

[표 19]

    케이스는 51세 남환으로 2일 전 과음 후 손목 및 손가락을 움직이지 못 합니다. 당연히 세수도 못합니다. 요골신경마비로 진단하고 치료했습니다. 발병 당일 동영상에서는 손목과 손가락을 거의 움직이지 못합니다. 한 달 정도 지나면 운동력이 거의 회복된 것을 볼 수 있는데요, 신경의 포착은 안면신경마비와 유사하게 한 달 정도의 치료 예후를 갖습니다[표 19]. 말초신경병변 초기에는 대개 증상이 악화되다가 2~3주부터 회복이 시작되고 3~6개월 정도면 거의 회복이 되는데, 10% 남짓의 환자는 후유증을 갖습니다. 우리가 어느 병기에 있는지 진단하고 환자에게 예후에 대한 설명을 해야 환자도 한의사도 당황하지 않고 진료를 할 수 있습니다.

    처음 증상은 운동장애만 보이는데 시간이 지나면 포착된 부분의 경결감과 그 아래 말초 쪽으로 저림을 호소할 수 있습니다. 경결된 부분은 습부항 등으로 풀어주고 마비된 전완부의 근섬유에는 전침을 걸어 근 위축을 예방해 줍니다. 전침은 근 위축을 예방한다고 알려져 있습니다.

    최근에 치료했던 손목의 결절종 케이스로 마무리 하겠습니다. 손목의 결절종은 손목의 관절낭의 일부가 느슨해지면서 관절액으로 찬 덩어리가 생긴다고 보시면 됩니다. 주로 마른 여성에게 많고 자주 반복되는 질환입니다. 제가 수련의 때 결절종을 처음 봤을 때는 돌출부를 빙

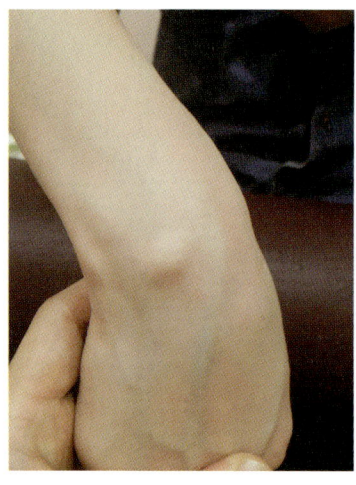
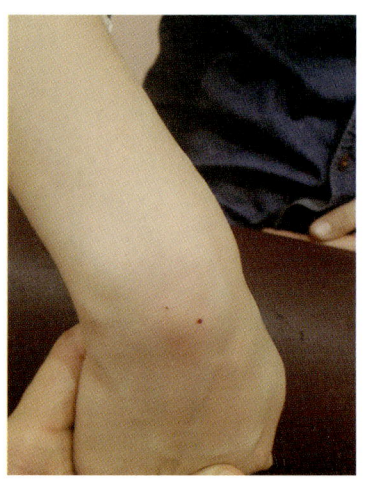

[그림 42] 우측 손목의 결절종   [그림 43] 결절종의 도침치료 후

둘러서 침을 놓고 전침을 하기도 했었는데요. 그것으로는 좀 부족한 듯 싶습니다. 어떤 분께서는 손으로 꽉 눌러서 터뜨리면 흡수된다는 분도 계시지만 손으로 눌러서 터뜨리려면 꽤 큰 힘이 필요한 것 같습니다. 오명진원장님과 윤상훈원장님을 만나뵌 뒤로 초음파로 결절종 내의 관절액을 확인하고, 도침으로 결절종을 뚫어서 치료해드린 케이스가 있어서 사진을 남겨 보았습니다[그림 42,43].

이렇게 해서 케이스 위주로 설명해 드렸습니다. 다시 한번 요약하면 큰 그림을 그리면서 치료해 보시면 됩니다. 외상이 있는지, 있었다면 어떤 종류였는지 확인하시고 다음으로 경추와의 연결성을 살핍니다. 피부 감각 이상, 근력 약화, 후관절의 압통 및 연관통 등의 정보를 가지고 경추와의 연관성을 확인합니다. 필요한 경우 말초신경의 포착에 대한 고려도 해야합니다. 그리고 병변은 인대, 건, 신경 중 어느 쪽인지 진단해 봅니다. 병변 부위에 따라 예후도 달라집니다. 생체 역학적으로는 왜 이쪽에 문제가 발생했는지 연관성을 따져보면 치료도 재미있고 예후도 좀 더 분명히 알 수 있습니다.

예후와 관련해서 한 가지 더 첨가하면, 앞서 상완신경총의 신경병증은 급성통증에서 시작되었다가 감각 및 운동 기능의 문제로 발전합니다. 발병 후 한 달 정도부터 회복이 시작되고 3개월 안에 회복 증후가 보이지 않으면 치료 계획을 다시 점검해 보시도록 안내해드렸습니다.

긴 시간 경청해 주셔서 감사합니다.

2018년 3월 4일 한의학콘서트 시즌9. 'Arm? 앎!'의 강연 실황은 조합원에 한하여 한의정보협동조합 홈페이지(www.komic.org)에서 다시보실 수 있습니다.

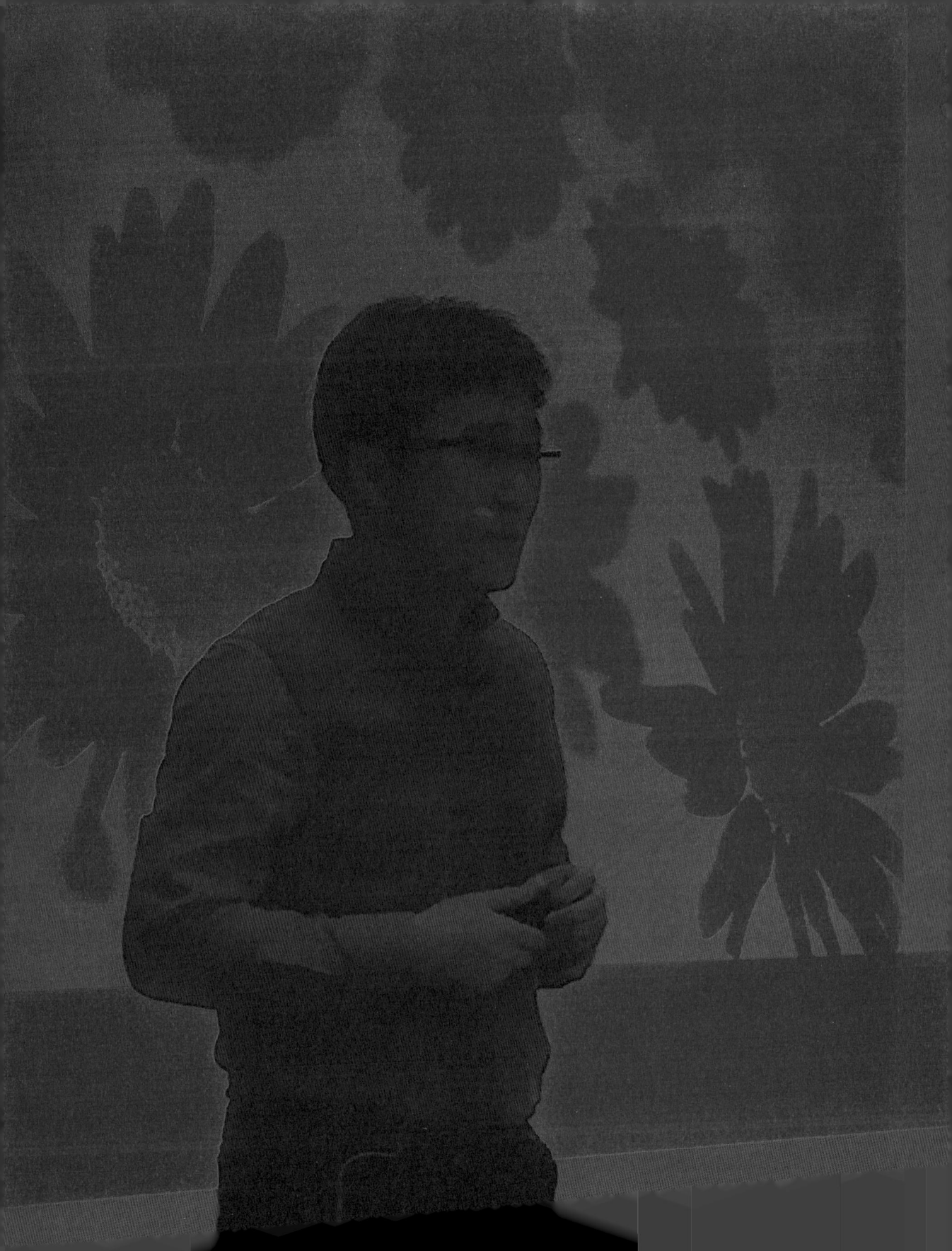

오명진 원장

1996년 원광대학교 한의과대학을 졸업하고 청주에서 금강한의원을 개원하여 현재까지 진료 중이다. 2002년 원광대학교 한의과대학원에서 한방내과 박사학위를 취득하였으며 동대학 외래강사를 역임했다. 미국 의료초음파사 자격(American Registry for Diagnostic Medical Sonography, ARDMS) 중 복부(RDMS AB), 근골격계(RMSK, RMSKS), 혈관(RVT) 분야를 취득하였다. 골절의 새로운 초음파 진단 방법이라는 주제로 SCI급 Journal of Ultrasound in Medicine에 논문을 게재하였다. 현재 상기 저널의 reviewer 및 대한한의영상학회 교육위원을 맡고 있다.

2014년 이후 30회 이상의 복부, 근골격계 초음파 연수강의와 20회 이상의 보수교육 강의를 통해 초음파 진단을 한의계에 알렸다. ARDMS 자격 취득으로 정형화된 진단 프로토콜을 강의에 도입하여 한의 진료에서 더욱 정확하고 통일된 초음파 진단이 가능하도록 노력중이다.

한의계에서는 영상진단의 중요성을 공통적으로 인식하여 이에 대한 연구를 활발히 진행하고 있다. 특히 대한한의영상학회를 주축으로 하여 한의학적 진단과 초음파 진단의 융합을 연구 중이며, 임상에서 초음파가 중요한 진단방법이 될 수 있도록 강연활동도 지속하고 있다.

2교시

팔꿈치, 손목, 손가락의 초음파 스캔

안녕하세요. 저는 금강한의원 원장 오명진입니다.

근골격계 초음파를 MSK 초음파(Musculoskeletal sonography)라고 얘기 하는데요. 최근 들어 초음파 기기의 해상도가 좋아지면서 근골격계에 해당하는 해부학적 구조와 질환들을 충분히 검사할 수 있는 수준이 되어서 이 분야가 많이 발달한 상황입니다.

한의원 내원환자 중 근골격계 질환이 많은 비중을 차지하죠. 그 중에서 척추질환들을 빼고 나머지 사지의 질환들(어깨나 팔꿈치, 손목, 고관절, 무릎, 발목 등)은 초음파로 충분히 진단할 수 있습니다. 척추는 초음파가 뼈를 통과하지 못하는 특성 상 진단의 목적보다는 초음파 가이드를 통해서 치료에 활용하는 방법이 많이 쓰입니다. 물론 사지 부분도 관절 안쪽을 직접 초음파로 볼 수 없는 제한점은 있지만 관절을 둘러싸고 있는 연부조직들은 충분히 진단할 수 있습니다.

오늘은 팔꿈치 이하의 상지에 대해 초음파 스캔도 해보고 병변에 대해 설명해드리려 합니다. '한의원에서도 초음파로 진단할 수 있는 병변이 많구나!'라고 느끼실 수 있을겁니다. 해부학적 내용과 초음파 스캔, 그리고 해당병변을 보는 시간을 가져보도록 하겠습니다.

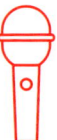

총론: 해부학적 내용 및 초음파 스캔

1. 주관절 Elbow

주관절의 초음파 스캔은 전면, 외측면, 내측면, 후면의 4부위로 나누어 시행합니다[표 1].

위치	해부학적 구조
전면	요골와(노오목, radial fossa)
	구돌와(갈고리오목, coronoid fossa)
	원위 상완이두근건(먼쪽 위팔두갈래근힘줄, distal biceps brachii tendon)
	정중신경(median nerve)
외측면	총신근건(폄근온힘줄, common extensor tendon)
	요측측부인대(노쪽곁인대, radial collateral ligament)
	요골신경(노신경, radial nerve)

[표 1] 초음파 스캔으로 확인 가능한 주관절의 기본구조물

내측면	총굴근건(굽힘근온힘줄, common flexor tendon)
	척측측부인대(자쪽곁인대, ulnar collateral ligament)
	주관절터널(팔꿈굴, cubital tunnel)
	척골신경(자신경, ulnar nerve)
후면	주두와(팔꿈치오목, olecranon fossa)
	상완삼두근건(위팔세갈래근힘줄, triceps brachii tendon)
	주두점액낭(팔꿈치주머니, olecranon bursa)

1) 주관절 전면

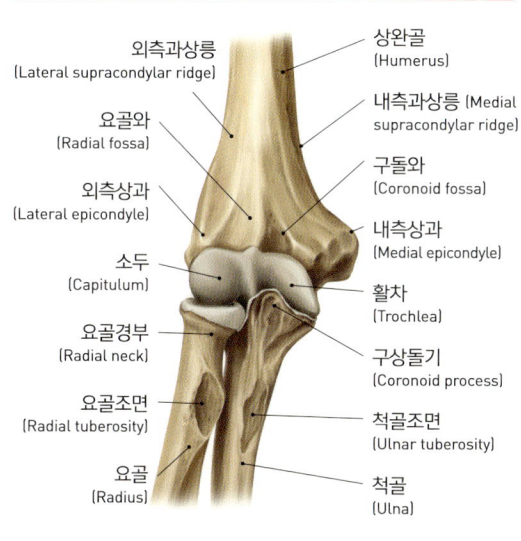

[그림 1] 주관절 전면

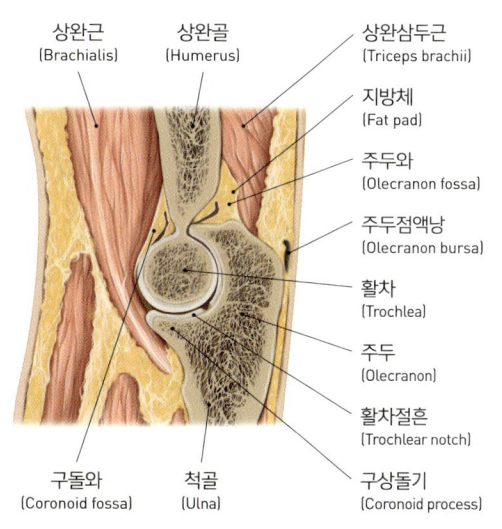

[그림 2] 주관절 시상면 단면

주관절의 외측은 요골의 요골두(노뼈머리, radial head)와 상완골의 소두(작은머리, capitulum)가 관절을 이루고 있고, 내측은 척골 전면의 구상돌기(갈고리돌기, coronoid process)와 후면의 주두돌기(팔꿈치머리돌기, olecranon process)가 상완골의 활차(도르래, trochlea)와 관절을 이룹니다. 주관절을 굴곡했을 때, 요골두와 구상돌기가 상완골 전면과 가까워지는 부위에 각각 요골와(노오목, radial fossa) 및 구돌와(갈고리오목, coronoid fossa)가 함몰된 형태로 위치하고, 와(窩, fossa)는 지방조직(fat pad)으로 채워져 있습니다[그림 1, 2].

주관절의 관절낭은 와(窩)의 위쪽 경계까지 연장되어 부착하기 때문에 와를 채우는 지방조직은 관절낭 내 구조이고, 활액막(synovium)이 지방조직 아래에 위치하므로 활액막 바깥 구조물이 됩니다[그림 2, 3]. 따라서 관절 내에서 관절액이 증가하는 병변에서는 지방조직 아래쪽으로 액체가 모여 초음파에서 확인할 수 있습니다.

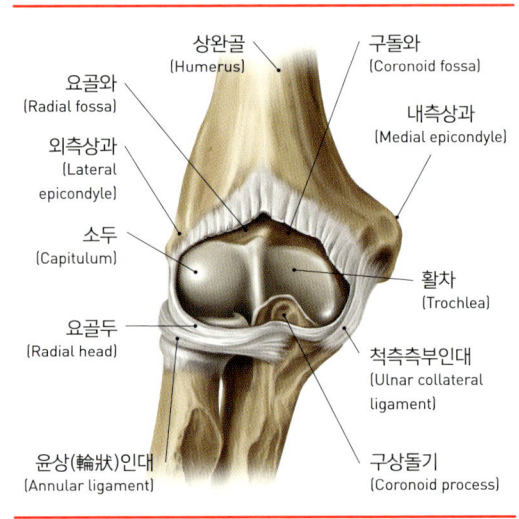

[그림 3] 주관절 전면 관절낭

주관절 전면은 특별한 골표지자가 없기 때문에 주관절 횡문(橫紋)을 중심으로 스캔을 시작합니다. 주관절을 신전한 자세로 횡문 방향을 따라 단축(short-axis) 스캔하면 상완골 하단부의 횡축 영상을 얻을 수 있습니다[그림 4]. 외측에는 요골과 관절하는 둥근 경계를 가지는 소두[그림 4, C]가 보이고, 내측은 척골과 관절하는 활차[그림 4, T]가 보입니다. 소두는 표면이 둥근형태이며, 활차는 내측 끝부분이 각이진 형태입니다. 두 구조물의 표면은 관절연골[그림 4, ★]이 덮고 있어 저에코로 보이고, 관절연골 위에서 고에코로 보이는 선은 관절을 둘러싼 관절낭[그림 4, arrowheads]입니다. 소두의 외측 전방에는 요골신경[그림 4, arrow]이 고에코로 보입니다.

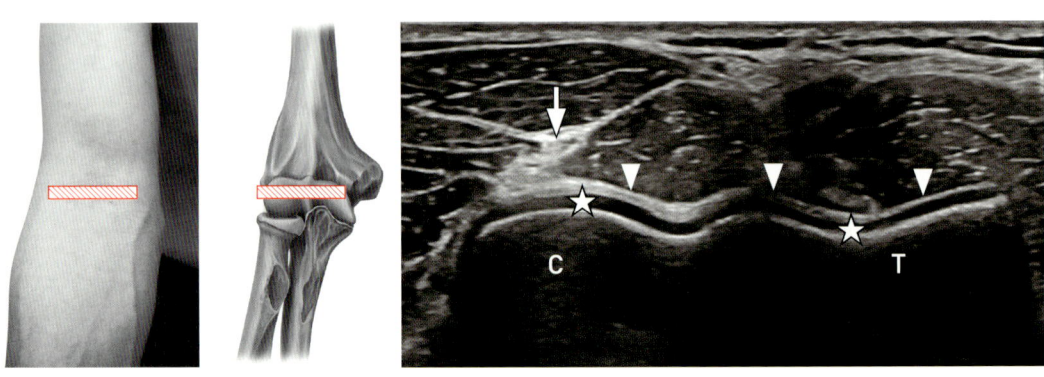

[그림 4] 주관절 전면 횡단 스캔 | C; capitulum, T; trochlea, arrowheads; joint capsule, ★; cartilage, arrow; radial nerve

이 부위에서 근위부로 probe를 옮겨서 스캔하면 상완동맥[그림 5, arrow]과 정중신경[그림 5, arrowheads]이 단면으로 보입니다.

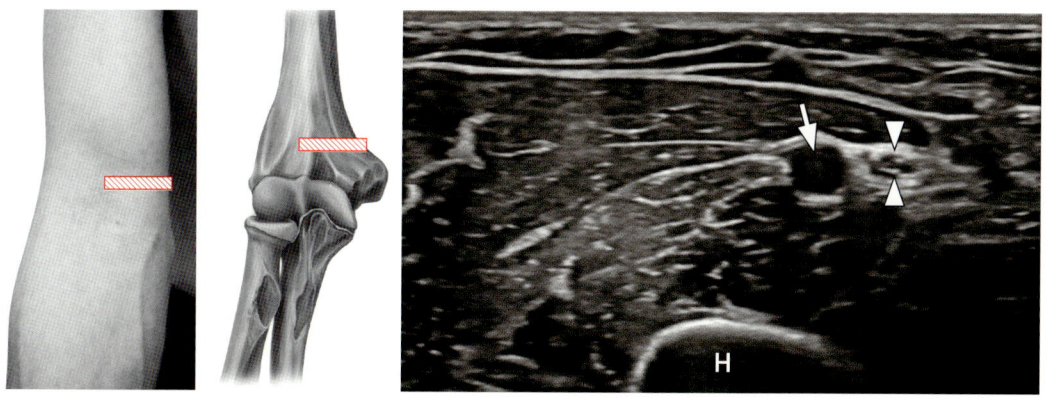

[그림 5] 주관절 전면 내측 횡단 스캔 | H; humerus, arrow; brachial artery, arrowheads; median nerve

주관절의 장축(long-axis) 스캔은 먼저 요골두 위치에서 시행하는데요, 주관절 전면의 횡문을 probe의 중앙으로 위치하도록 하여 장축으로 스캔하면 근위부의 소두[그림 6, C]가 둥근 형태로 보이고 원위부에 요골두[그림 6, RH]가 위치합니다. 이곳에서 요골두는 편평한 형태로 보이며, 이를 감싸는 저에코 연골 표면 위에 윤인대[그림 6, arrowhead]가 고에코 선으로 보입니다. 소두와 요골두의 표면이 명확히 보이도록 스캔하면, 소두의 상부에 위치한 요골와[그림 6, arrow]를 확인할 수 있습니다. 와(窩)는 고에코 역삼각형 형태의 지방조직[그림 6, ★]에 의해 채워져 있습니다.

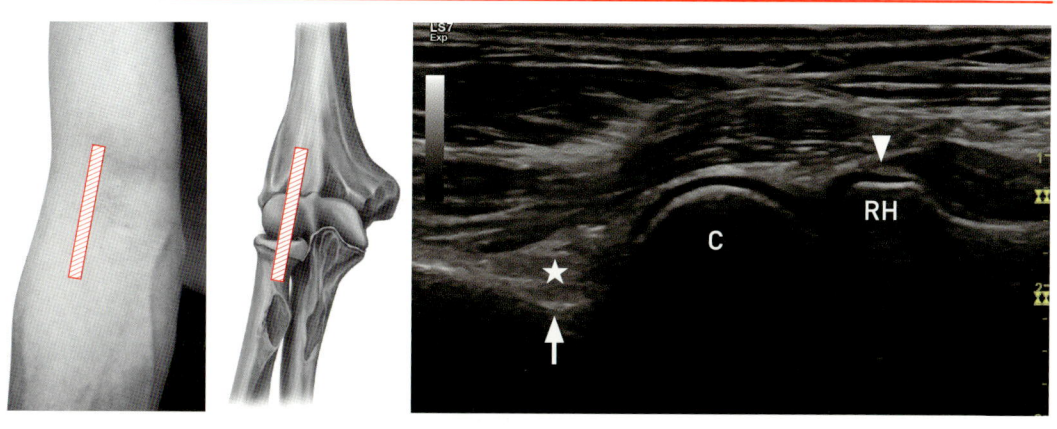

[그림 6] 주관절 전면 외측 종단 스캔 | C; capitulum, RH; radial head, arrowhead; annular ligament, arrow; radial fossa, ★; fat pad

장축 방향을 유지한 채로 probe를 약 1cm정도 내측으로 옮기면 활차[그림 7, T]가 다시 둥글게 보이며, 원위부에는 구상돌기[그림 7, Cr] 표면이 비교적 날카롭게 보입니다. 이 부위에서 상완골 하단에 위치한 구돌와가 보이고, 이 와(窩)도 지방조직[그림 7, ★]으로 채워져 있습니다. 관절액이 증가하는 경우엔 각 와(窩)의 지방조직 아래로 액체가 모이는 것을 확인할 수 있습니다.

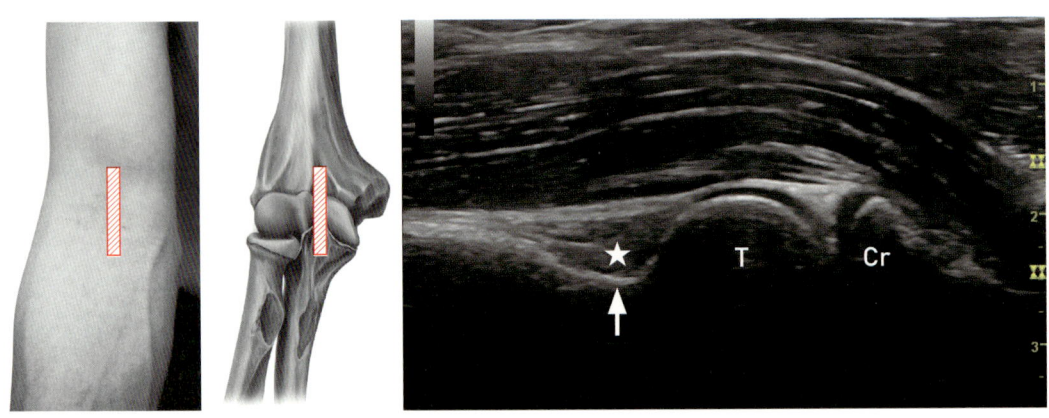

[그림 7] 주관절 전면 내측 종단 스캔 | T; trochlea, Cr; coronoid process, arrow; coronoid fossa, ★; fat pad

이두근의 원위부 건은 주관절을 건너서 요골조면에 부착하는데요, 주관절을 완전 신전한 상태에서 전완을 회외하면 요골조면[그림 8, ★]이 전면으로 노출되어 이두근 건 원위부의 부착부를 확인하기 용이해집니다. 이 자세로 횡문의 중앙에서 장축으로 스캔하면 상완근[그림 8, Br] 위를 지나는 상완이두근건[그림 8, arrowheads]을 장축방향으로 확인할 수 있습니다. 건은 아래의 상완근과 비교해서 고에코로 보이며, 섬유성 패턴(fibrillar pattern)이 조밀하게 보입니다.

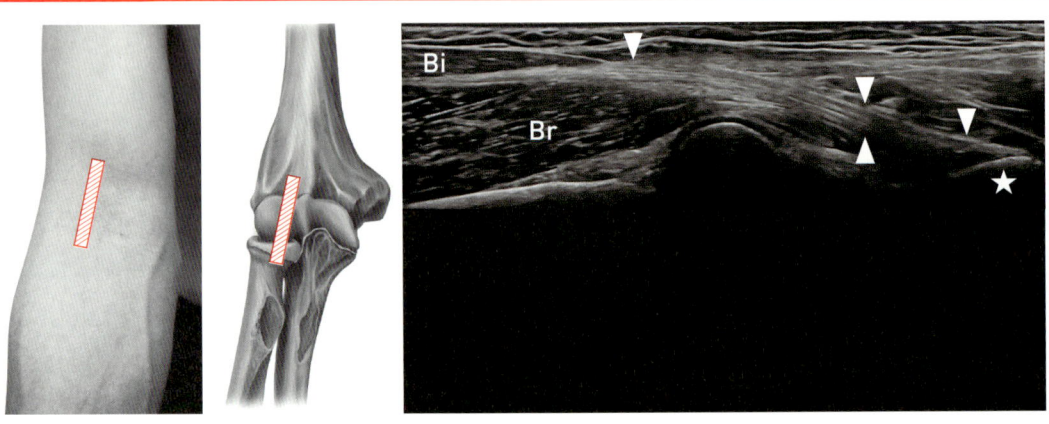

[그림 8] 이두근 원위부 건 장축 스캔 | Br; brachialis muscle, Bi; biceps brachii muscle, arrowheads; distal bicpes tendon, ★; radial tuberosity

이두근건의 원위부가 급격히 화면 아래쪽으로 주행하는 것이 보이고, 깊숙한 부위의 요골조면 (radial tuberosity)[그림 8, ★]에 부착합니다. 부착부 가까이에서 깊은 곳으로 급격히 주행 방향이 바뀌어서 비등방성[1]이 생길 수 있으므로, probe의 아래쪽을 눌러 건 주행 방향과 가능한 평행에 가깝게 스캔합니다. 이렇게 하면 초음파 빔이 건 주행과 수직에 가까운 각도로 만날 수 있어서 비등방성을 최소화할 수 있습니다[그림 9].

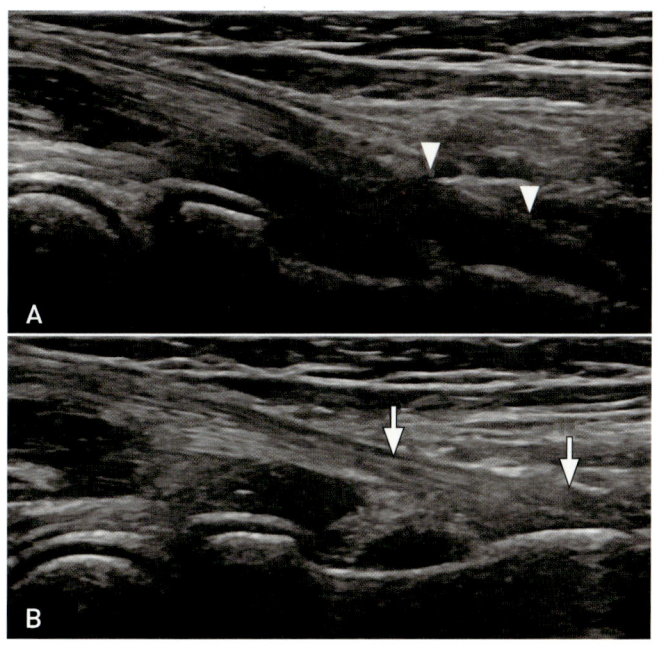

[그림 9] 이두근 원위부 건의 비등방성 | A; 건의 주행 방향과 초음차 빔이 만나는 각도가 직각에서 벗어날수록 어둡게 보인다(arrowheads). B; 건의 주행 방향에 대해 초음파 빔에 좀 더 직각에 가깝게 probe의 각도를 바꾸면 건이 정상적인 밝기를 보인다(arrows).

원위부 이두근 건의 하부에서는 이두요골점액낭(위팔두갈래근노주머니, bicipitoradial bursa)이 건의 마찰을 줄여주는 역할을 합니다. 이 점액낭은 정상에서는 보이지 않고 마찰이 심해서 염증이 발생한 경우 원위부 이두근 건의 아래쪽을 감싸는 형태로 초음파에서 보입니다.

---

1   초음파 빔과 구조물이 만나는 각도에 따라서 음영의 차이가 일어나는 것. 90도에 가까운 각도로 만나야 적절한 영상을 얻을 수 있고 90도에서 멀어질수록 해당 구조물이 어둡게 보이는 효과.

2) 주관절 외측면

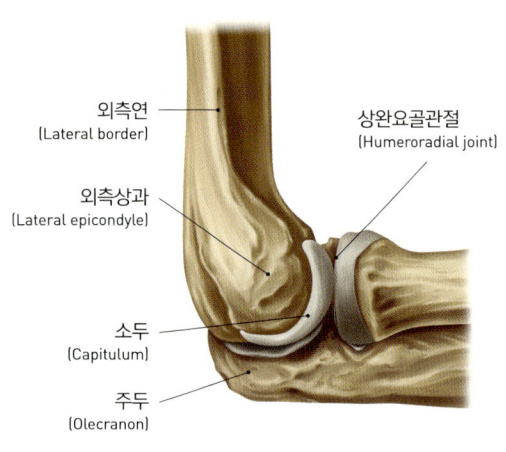

[그림 10] 주관절 외측면

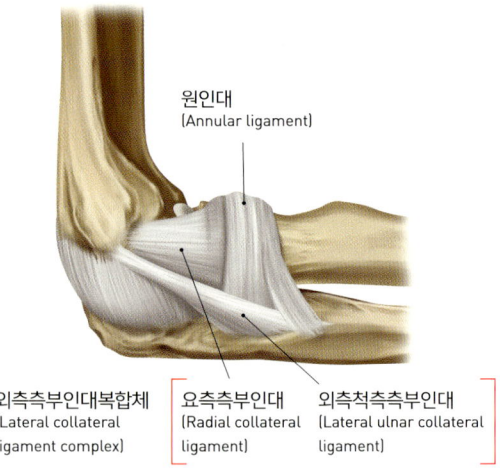

[그림 11] 주관절 외측면 인대구조

주관절 외측에서 촉지되는 골표지자는 상완골의 외상과(lateral epicondyle)와 요골두의 외측면입니다[그림 10]. 상완골의 외상과에는 총신근건(폄근온힘줄, common extensor tendon)이 부착되며, 요골두 위를 지나 손등 방향으로 주행하게 됩니다. 총신근건의 심부에는 요측측부인대(노쪽곁인대, radial collateral ligament)가 외상과로부터 요골두의 원인대를 향해 부착하여 관절낭을 보강하고 관절의 안정성에 기여하고 있습니다[그림 11].

총신근건은 상완골의 외상과에서 기시하는 단요측수근신근(짧은노쪽손목폄근, extensor carpi radialis brevis), 지신근(손가락폄근, extensor digitorum), 소지신근(새끼폄근, extensor digiti minimi), 척측수근신근(자쪽손목폄근, extensor carpi ulnaris) 등으로 구성됩니다[그림 12].

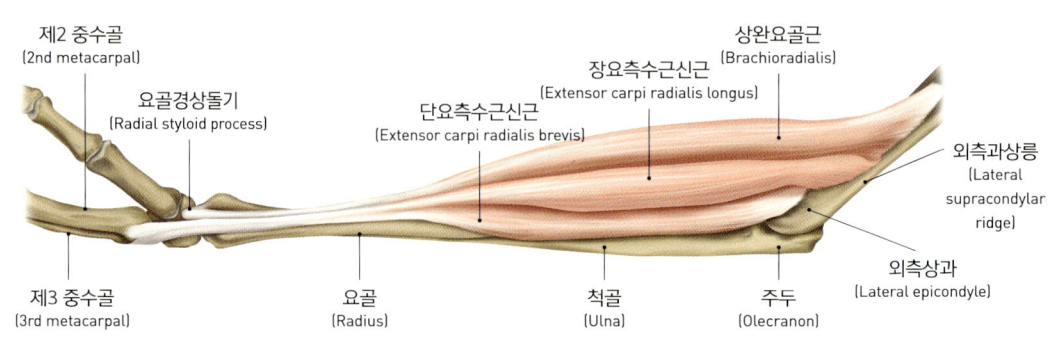

[그림 12] 주관절 외측의 근육구조

총신근건의 스캔은 상완골 외상과를 골표지자로 이용하여 시행합니다. 주관절을 90도 구부린 상태로 손등이 앞을 보도록 자세를 취한 후 외상과에서 손등까지의 연장선을 기준으로 스캔합니다. 외상과가 화면에 잘 보이도록 probe를 외상과 위에 위치시킵니다[그림 14]. 다른 구조물 보다 상대적으로 피부에 가까운 외상과의 위치를 간과하면 총신근건의 외상과 부착부를 제외하고 원위부에서만 스캔하게 되어 정확한 진단을 할 수 없습니다. 화면상 외상과의 최고점[그림 14, ★]이 가

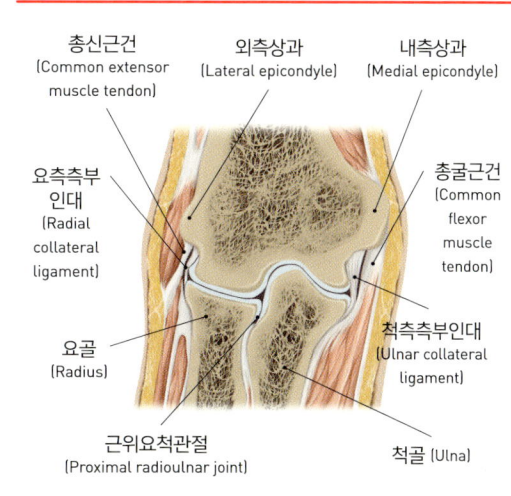

[그림 13] 주관절 관상면 단면

장 높고 깨끗하게 보이고, 요골두[그림 14, RH]가 둥근 형태로 깨끗하게 보인다면 그 위쪽을 수평으로 주행하는 총신근건[그림 14, arrows]과 요측측부인대[그림 14, ◆]를 볼 수 있습니다. 두 구조물은 같은 방향으로 주행하지만 두 조직 사이의 경계는 명확하게 구분되진 않아요. 상완골의 외상과와 요골두가 가장 밝은 선으로 보이는 스캔 위치에서는 외상과의 최고점에서부터 화면을 평행하게 주행하는 총신근건의 외연[그림 14, arrowheads]이 피하지방과 구분되는 것을 확인할 수 있습니다.

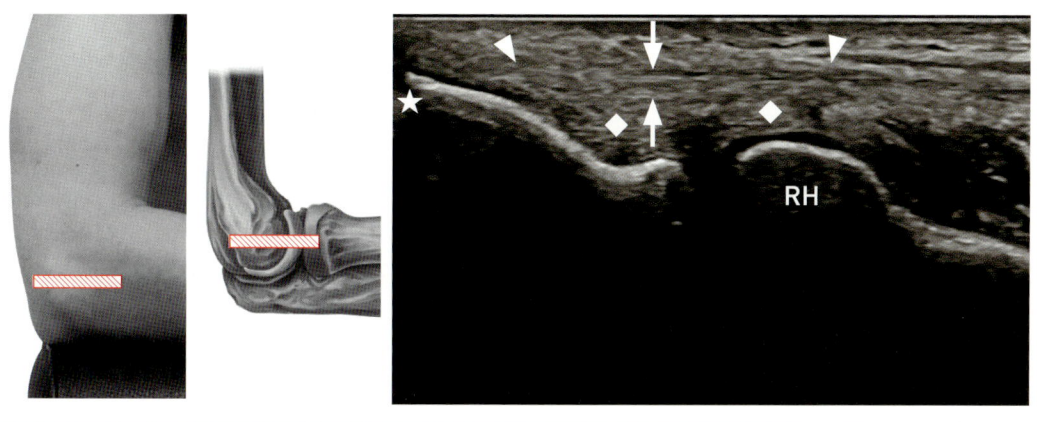

[그림 14] 주관절 외측 장축 스캔 | RH; Radial head, ★; lateral epicondyle, arrows; common extensor tendon, ◆; radial collateral ligament, arrowheads; margin of the common extensor tendon

요골신경은 상완골의 요골신경구(노신경고랑, radial groove)를 지나면서 상완의 후면에서 외측면을 향해 비스듬히 아래쪽으로 주행합니다. 요골신경구에서는 요골신경이 상완골 표면 위

를 바로 지나므로 신경이 압박에 취약한 부위가 되어 요골신경마비를 일으킬 수 있습니다[그림 15, 16]. Wrist drop 같은 증상 말이죠.

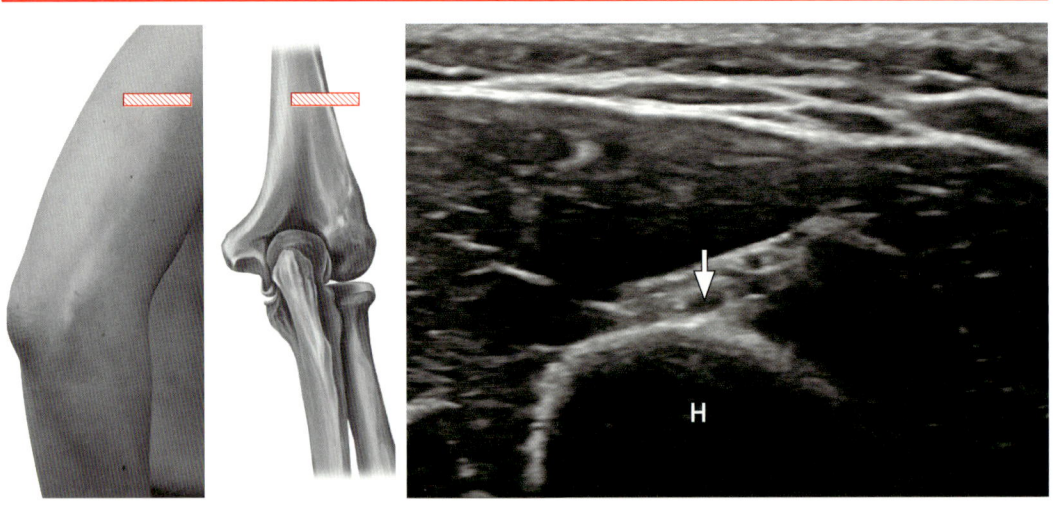

[그림 15] 요골신경 단축 스캔 | H; humerus, arrow; short-axis of radial nerve

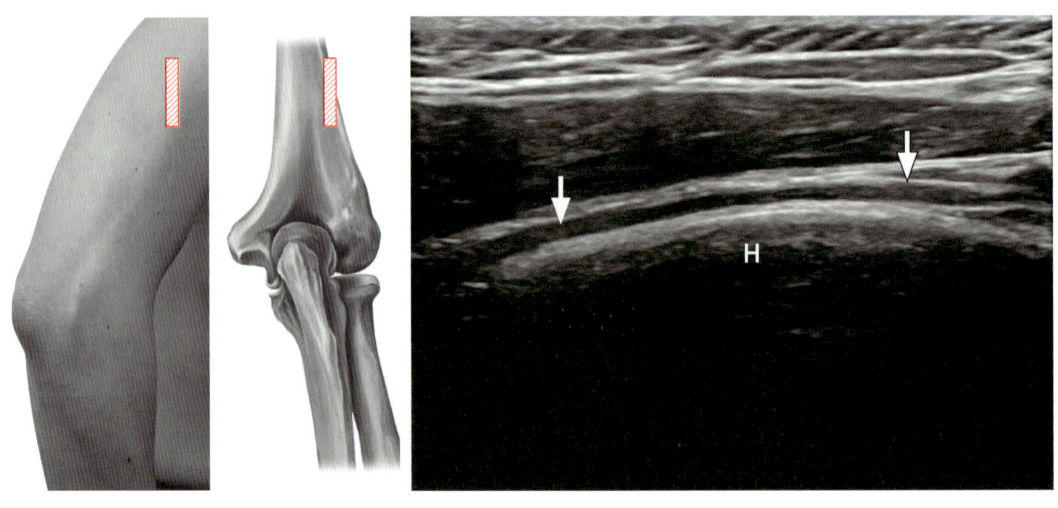

[그림 16] 요골신경 장축 스캔 | H; humerus, arrows; long-axis of radial nerve

요골신경은 주관절까지 주행한 후 심부가지(후골간신경, 뒤뼈사이신경; posterior interosseous nerve)와 천부가지(얕은가지, superficial branch)로 분지합니다[그림 17]. 심부가지는 회외근(뒤침근, supinator) 내부를 통과하여 주행하고, 천부가지는 회외근의 표면을 따라 주행하게 됩니다.

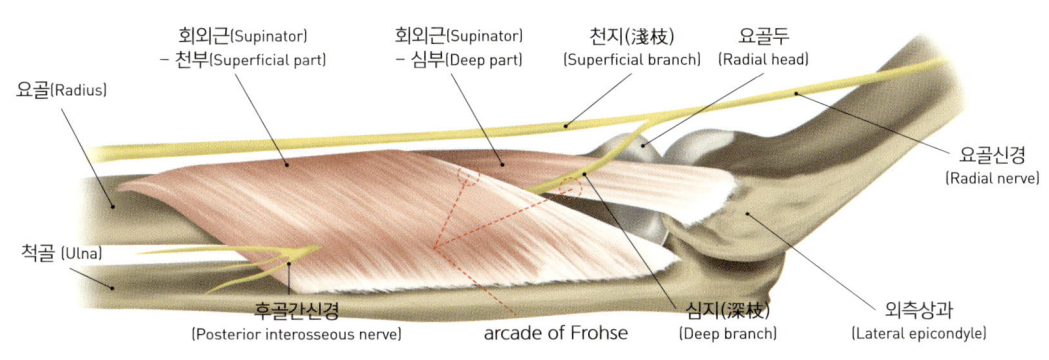

[그림 17] 회의근 주변에서 요골신경의 주행

    주관절 외측을 단축으로 스캔하면서 원위부로 이동하면, 요골신경이 천부와 심부 두 갈래로 분지 [그림 18,19, arrows]하는 것을 볼 수 있습니다. 분지된 신경은 작은 크기로 인해 신경 내부의 신경섬유가 뚜렷하게 보이지 않는 저에코의 관구조로 보입니다. 심부가지(posterior interosseous nerve)는 더욱 외측으로 이동하여 요골 근위부에 위치한 회외근을 향해 주행한 다음 회외근 내부로 진입하는데, 이는 주관절의 전방 외측을 단축으로 위에서 아래쪽으로 스캔을 옮겨가며 확인할 수 있습니다[그림 18, 19, 20]. 심부가지가 회외근으로 진입하는 부위를 요골관(자뼈굴, radial canal; arcade of Frohse)이라고 하는데, 이 부위에서 심부가지가 압박되기도 합니다. 요골관증후군(radial canal syndrome) 또는 회외근증후군(supinator syndrome)이라고도 하지요. 신경 포착이 있는지 확인하려면 신경을 장축으로 스캔해서 회외근 진입 전의 신경 직경과 회외근 진입 후, 즉 회외근 내부에서의 신경 직경을 비교하여 판단할 수 있습니다[그림 20].

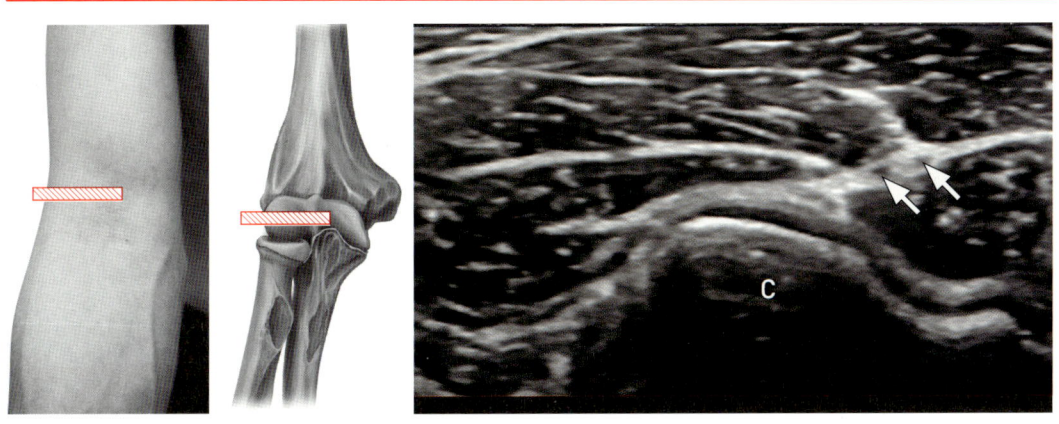

[그림 18] 요골신경 분지부 단축 스캔 | C; capitulum, arrows; branches of radial nerve

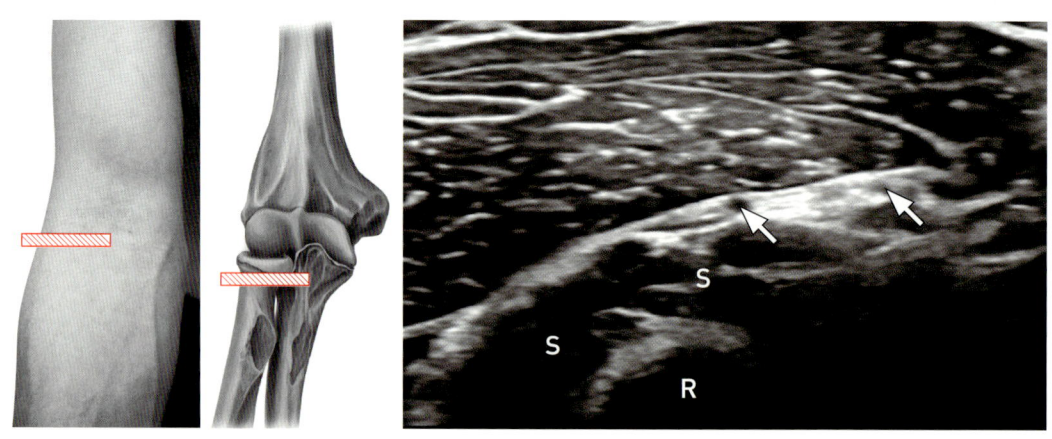

[그림 19] 요골신경 분지부 단축 스캔 | R; radius, S; supinator muscle, arrows; branches of radial nerve

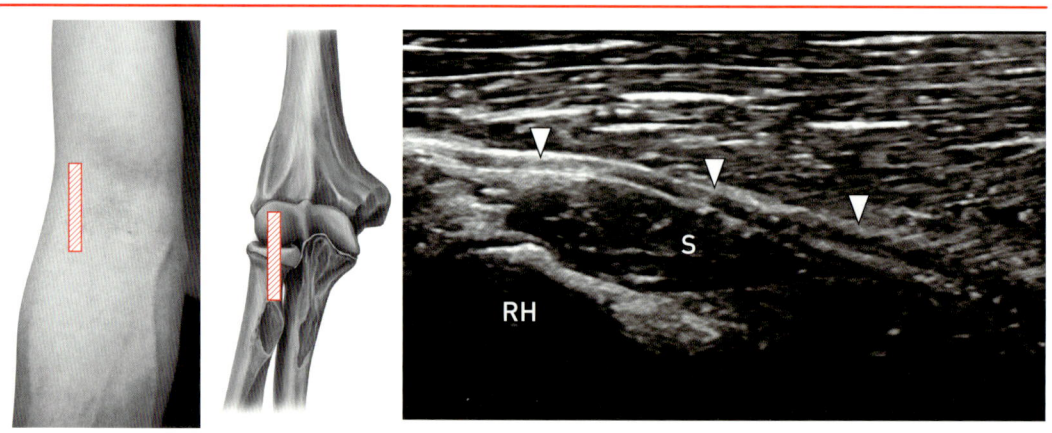

[그림 20] 요골신경(후골간신경) 장축 스캔 | RH; radial head, S; supinator muscle, arrowheads; posterior interosseous nerve

3) 주관절 내측면

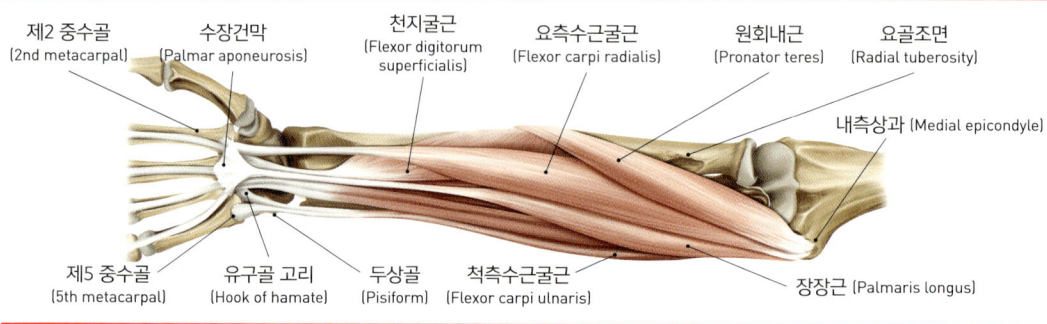

[그림 21] 공통굴곡근건의 구성

주관절 내측에서 촉지되는 골표지자인 상완골 내상과(medial epicondyle)에는 넓은 총굴근건(굽힘근온힘줄, common flexor tendon)이 부착합니다. 총굴근건은 원회내근(원엎침근, pronator teres), 요측수근굴근(노쪽손목굽힘근, flexor carpi radialis), 장장근(긴손바닥근, palmaris longus), 천지굴근(얕은손가락굽힘근, flexor digitorum superficialis), 척측수근굴근(자쪽손목굽힘근, flexor carpi ulnaris)으로 구성됩니다[그림 21].

주관절의 내측 스캔은 앉은 자세에서 전완을 회외 상태로 스캔하거나, 환측을 아래로 하여 측와위로 누운 자세에서 주관절을 약간 굴곡하여 주관절의 내측을 노출시킨 후 스캔합니다. 후자의 자세가 동적 스캔을 더 용이하게 시행할 수 있습니다. 총굴근건의 스캔을 위해서 probe의 중심을 내상과의 최고점 위에 오도록 두고 probe의 한쪽 끝을 손바닥 방향으로 향하게 한 후 스캔합니다.

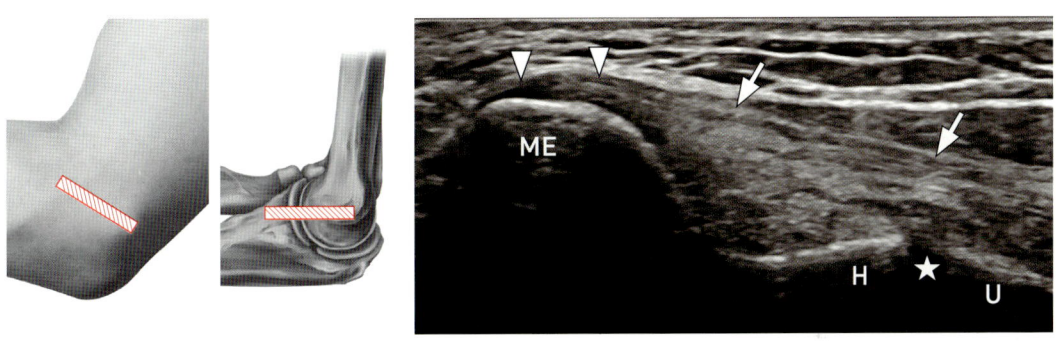

[그림 22] 공통굴곡근건 장축 스캔 | ME; medial epicondyle, arrows; common flexor tendon, arrowheads; origin of common flexor tendon, H; humerus, U; ulna, ★; joint space

내상과의 가장 높은 부위가 화면에 보이도록 하면 원위부에 상완골과 척골이 관절을 이루는 관절면이 보이고, 총굴근건이 그 위쪽을 채우는 형태로 보입니다[그림 22]. 부채꼴 모양으로 건과 근육이 섞여서 주행하는 형태로 초음파에서 보이지만, 건의 부착부를 정확하게 확인하고, 부착부의 명확한 경계를 보려면 내상과의 정점[그림 22, ME]에서부터 대각선으로 고에코로 채워져 사선으로 주행하는 건의 경계[그림 22, arrows]가 보이도록 스캔하는 것이 좋습니다. 내상과에 부착하는 부위인 건의 말단부[그림 22, arrowheads]에서 병변이 가장 흔하므로 이곳을 정확하게 스캔하는 것이 중요합니다.

척측측부인대(자쪽곁인대, ulnar collateral ligament)는 총굴근건 스캔 위치에서 주관절 후면으로 probe를 약간 이동하면 확인 할 수 있습니다. 인대는 상완골에 비교적 넓게 부착[그림 23,

large-arrow]하며, 관절면을 지나는 부위[그림 23, short-arrow]에서는 얇게 주행하는 것을 볼 수 있습니다.

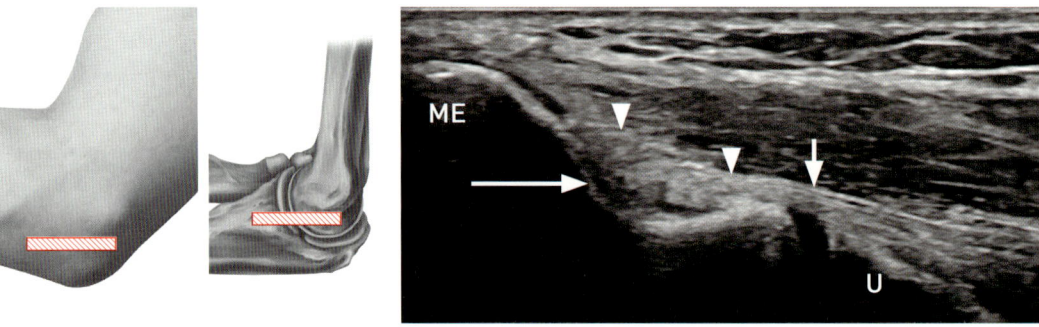

[그림 23] 척측측부인대 장축 스캔 | ME; medial epicondyle, U; ulna, large-arrow; humeral attachment of ligament, arrowheads; ulnar collateral ligament, short-arrow; ligament on elbow joint

척측측부인대의 동적 스캔은 인대의 완전 파열을 확인하기 위해 유용한 검사 방법으로, 옆으로 누운 자세에서 환자의 반대쪽 손을 환측 상완골의 원위부 아래쪽에 넣어 받치게 합니다. 검사자는 인대를 정확히 스캔한 후 probe와 피부의 접촉 부위가 움직이지 않게 잘 고정한 상태에서 주관절이 외반(valgus)이 되도록 손목 부위를 눌러보는 검사를 시행하면 주관절 내측을 벌리는 형태가 되어 내측측부인대의 손상을 확인할 수 있습니다. 이때 상완골과 척골의 관절면을 주목하여 두 뼈 사이의 거리가 멀어지는지를 확인하는 거죠[그림 24].

척골신경은 상완골의 내상과와 척골의 주두(팔꿈치머리, olecranon process) 사이의 주관절터널(팔꿈굴, cubital tunnel)을 통과하여 원위부로 주행합니다. 주관절터널의 바닥면은 척골구(ulnar groove)로, 이 부분은 척측측부인대가 위치하고, 지붕은 Osborne retinaculum[2]에 의해 덮여 있는 공간입니다[그림 25].

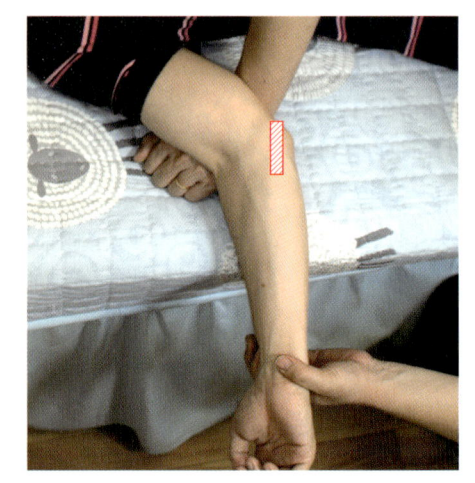

[그림 24] 척측측부인대의 동적 검사 방법

---

[2] 1957년 Osborne이 발견한 지지대. 상완골과 척측수근굴근 척골두 사이에 존재하는 섬유성 막으로 주관절터널의 지붕을 이루고 있음

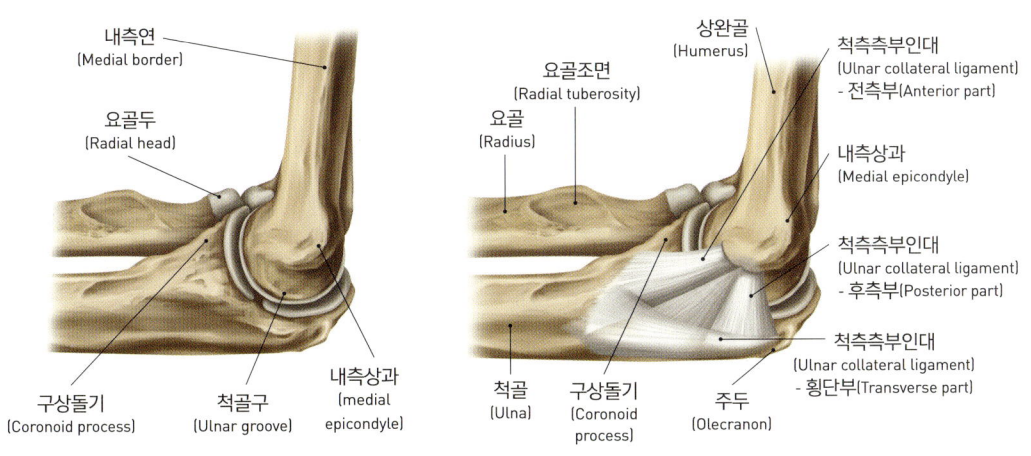

[그림 25] 주관절 내측면

주관절터널의 단축 스캔은 내상과[그림 26, ME]와 주두[그림 26, O]가 화면에서 높게 보이도록 스캔하여 내상과의 내측 벽에 가깝게 주행하는 척골신경의 단면[그림 26, arrow]을 확인합니다. Osborne retinaculum[그림 26, arrowheads]이 없거나 파열된 경우 주관절을 굴곡 하는 자세에서 척골신경이 내상과를 넘어가는 아탈구가 생길 수 있습니다. 아탈구를 확인하기 위해서는 동적 스캔이 필요합니다. 주관절터널을 단축으로 스캔한 상태에서 주관절을 천천히 굴곡 시키면서 척골신경이 내상과를 넘어가는지 확인합니다.

주관절터널에서 척골신경을 단축으로 스캔하여 원위부로 probe를 옮기면 주변 조직과 신경의 관계를 확인할 수 있고, 장축으로 스캔하면 척골신경을 장축으로 한 화면에 확인할 수 있

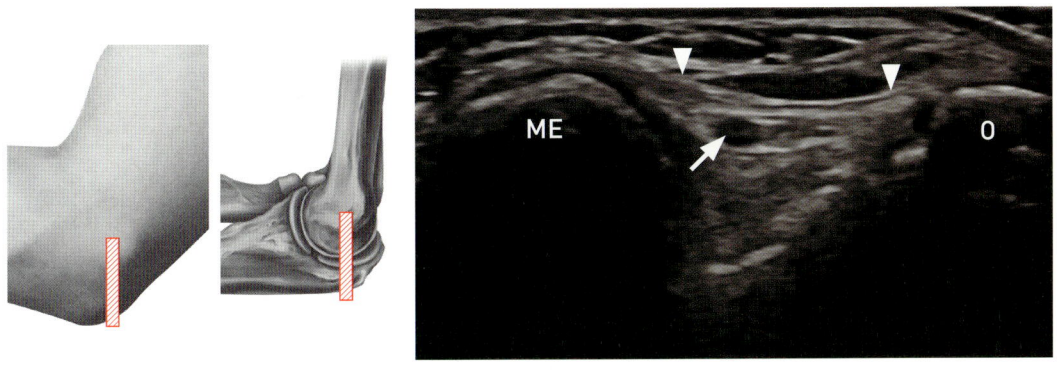

[그림 26] 주관터널 단축 스캔 | ME; medial epicondyle, O; olecranon process, arrowheads; Osborne retinaculum, arrow; ulnar nerve

02 팔꿈치, 손목, 손가락의 초음파 스캔

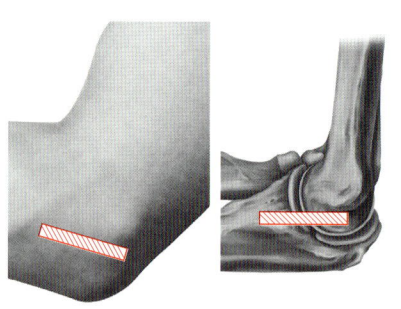 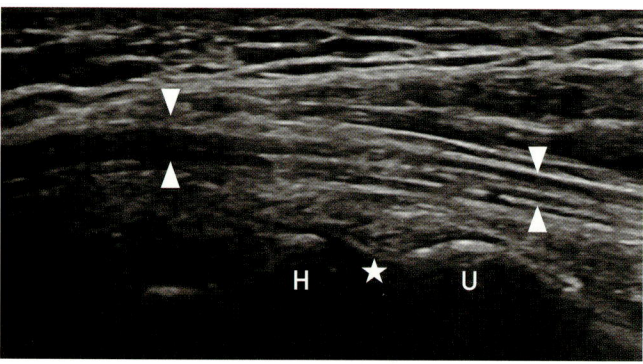

[그림 27] 주관터널 장축 스캔 | H; humerus, U; ulna, ★; joint space, arrowheads; ulnar nerve

습니다[그림 27]. 관절에서 발생한 결절이나 관절낭의 확장, 골극 등이 신경을 압박하는지 확인하는 것이 주관터널증후군 진단에 중요한 검사 방법입니다.

4) 주관절 후면

주관절의 후면은 주두(팔꿈치머리, olecranon process)가 가장 중요한 골표지자가 됩니다. 주두는 주관절을 신전하면 상완골 하단부 후면의 주두와(팔꿈치오목, olecranon fossa)로 진입합니다[그림 28]. 주두와도 주관절 전면의 다른 와(窩)와 같이 지방조직에 의해 채워지고 관절액이 증가되는 경우 비교적 명확하게 초음파에서 확인할 수 있습니다. 주관절의 후면은 환자가 앉은 자세로 주관절을 굴곡 시킨 상태에서 전완을 회내하여 손바닥으

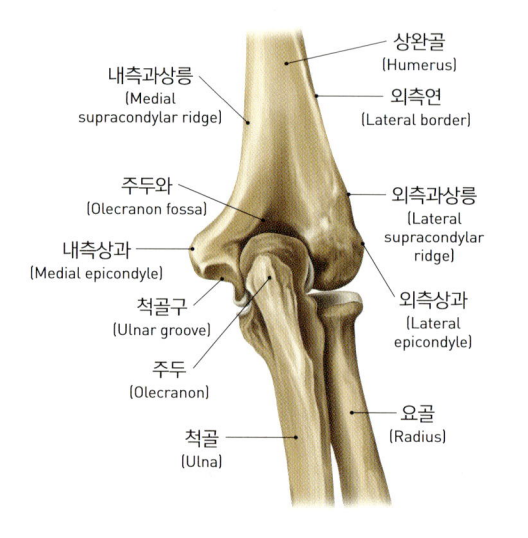

[그림 28] 주관절 후면

로 침대나 자신의 허벅지를 짚어서 주관절 후면을 외측으로 노출시킨 자세가 스캔하기에 용이합니다. 주두를 골표지자로 장축 스캔을 하면 주두에 부착하는 상완삼두근건(위팔세갈래근힘줄, triceps brachii tendon)을 피하조직 아래에서 확인 할 수 있습니다[그림 29].

삼두근 원위부 건의 장축 영상에서 probe를 외측으로 약간 옮기면 상완골의 원위부에 위치한 주두와를 확인할 수 있습니다[그림 30]. 정상 주두와는 고에코의 지방조직으로 채워져 있는

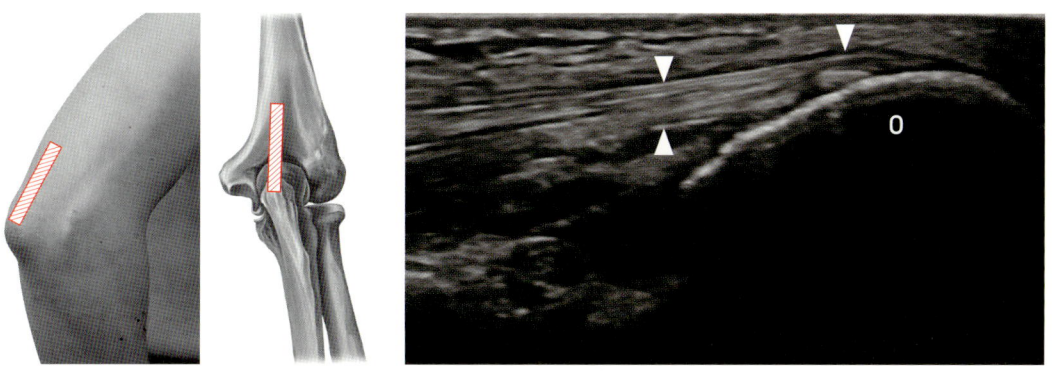

[그림 29] 삼두근 원위부 건의 장축 스캔 | O; olecranon process, arrowheads; distal tendon of triceps muscle

데, 주관절에서 관절액이 증가할 경우 이곳에서 관절액을 확인할 수 있습니다. 관절액이 증가한 경우, 와(窩)를 스캔한 상태에서 주관절을 약간씩 굴곡 신전하면서 움직임을 주면 와의 내부에서 보이는 관절액 양의 변화를 확인할 수 있습니다.

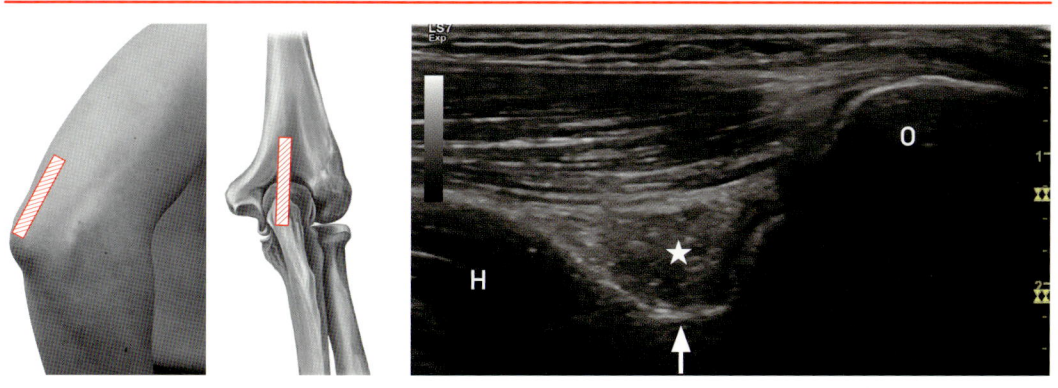

[그림 30] 주두와의 장축 스캔 | O; olecranon process, H; humerus, arrow; olecranon fossa, ★;fat pad

주두돌기와 피부 사이에는 주두점액낭(팔꿈치주머니, olecranon bursa)이 위치합니다. 정상 점액낭은 내강의 윤활액이 아주 적으므로 초음파에서 보이지 않지만 염증이나 타박 등으로 점액낭 내에 윤활액의 양이 증가하면 저에코 또는 무에코의 내강이 보이게 되죠. 피부 바로 아래에 위치하고 내용물이 장액성의 맑은 액체이기 때문에 probe를 이용하여 압력을 가한 상태로 스캔하는 경우 점액낭 내부의 윤활액을 압착시켜 병변을 놓칠 수 있습니다. 따라서 probe로 누르지 않도록 조심하거나 젤(gel)을 많이 사용하여 피부에 probe가 직접 닿지 않게 스캔해야 합니다.

2. 손목과 손 Wrist joint and Hand

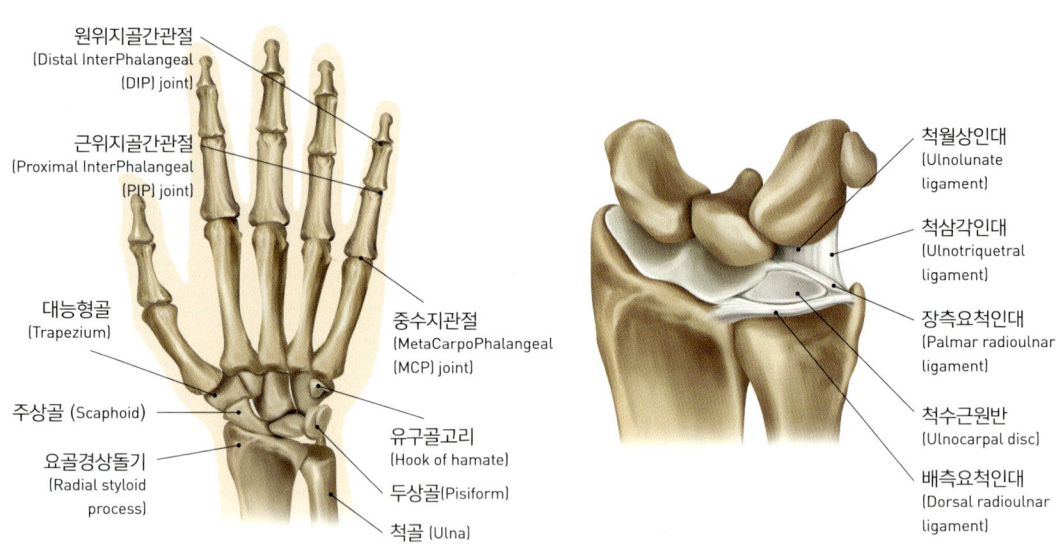

[그림 31] 손의 골격 (좌측 손바닥면)　　[그림 32] 삼각섬유연골복합체(TFCC)와 손목관절

손목관절은 요골 원위부와 척골 원위부의 삼각섬유연골복합체(세모섬유연골복합체, TFCC; Triangular FibroCartilage Complex) 그리고 수근골(손목뼈, carpal bone) 사이의 관절입니다[그림 32, 33]. 수근골은 근위부에 주상골(손배뼈, scaphoid), 월상골(반달뼈, lunate), 삼각골(세모뼈, triquetrum), 두상골(콩알뼈, pisiform)의 4개 뼈와 원위부에 대능형골(큰마름뼈, trapezium), 소능형골(작은마름뼈, trapezoid), 유두골(알머리뼈, capitate), 유구골(갈고리뼈, hamate)의 4개 뼈로 총 8개가 있습니다. 엄지손가락은 중수골(손허리뼈, metacarpal bone), 근위지절골(몸쪽손가락뼈, proximal phalanx), 원위지절골(먼쪽손가락뼈, distal phalanx)의 3개의 뼈로 구성되고 나머지 손가락은 중수골, 근위지절골, 중간지절골(중간손가락뼈, middle phalanx), 원위지절골의 4개의 뼈로 구성됩니다[그림 31].

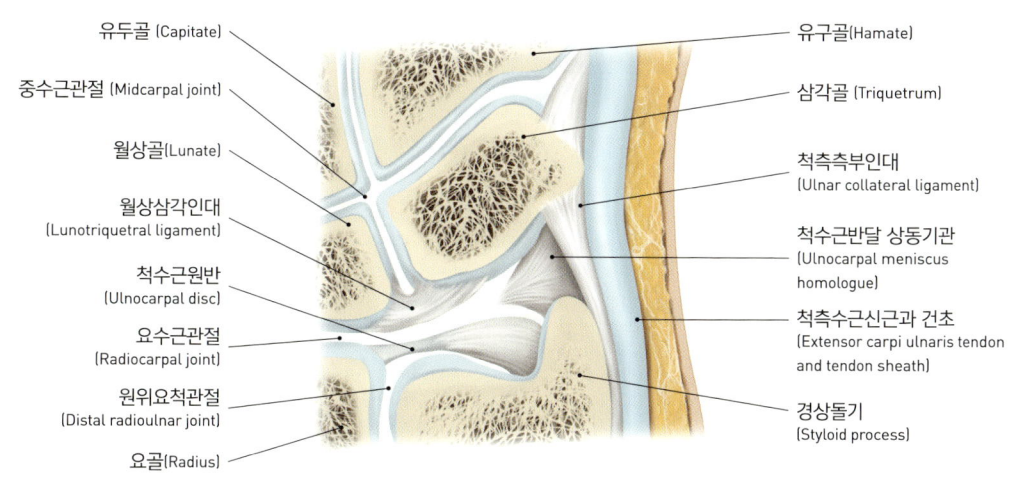

[그림 33] 삼각섬유연골복합체(TFCC)

위치		해부학적 구조
손목의 손등 쪽 : 손목을 지나는 신전건	1번	장모지외전근건(긴엄지벌림근건, abductor pollicis longus tendon) 단모지신근건(짧은엄지폄근건, extensor pollicis brevis tendon)
	2번	장요측수근신근건 (긴노쪽손목폄근건, extensor carpi radialis longus tendon) 단요측수근신근건 (짧은노쪽손목폄근건, extensor carpi radialis brevis tendon)
	3번	장모지신근건(긴엄지폄근건, extensor pollicis longus tendon)
	4번	지신근건(손가락폄근건, extensor digitorum tendon)
	5번	소지신근건(새끼손가락폄근건, extensor digiti minimi tendon)
	6번	척측수근신근건(자쪽손목폄근건, extensor carpi ulnaris tendon)
손목의 손바닥 쪽		수근관(손목굴, carpal tunnel)
		기용터널(기용굴, Guyon's tunnel)
손가락		손가락 활차(A1 pulley)
		손가락 관절 측부인대(finger collateral ligament)

[표 2] 초음파 스캔으로 확인 가능한 손목과 손의 기본구조물

1) 손목 스캔

손목 스캔은 손등과 손바닥의 두 부위로 나누어합니다.

(1) 손목의 손등 쪽 스캔

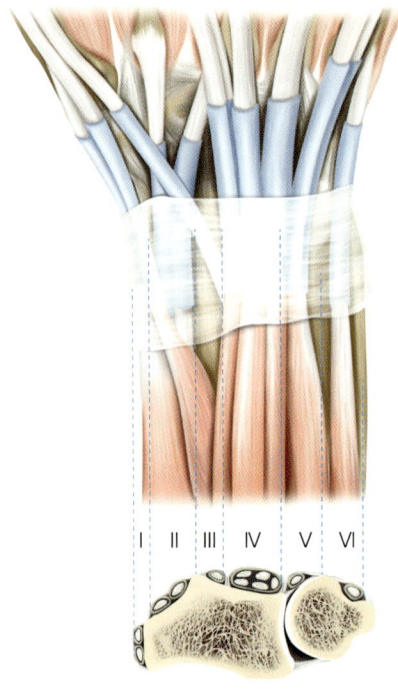

I
장모지외전근(Abductor pollicis longus)
단모지신전근(Extensor pollicis brevis)

II
장요측수근신근(Extensor carpi radialis longus)
단요측수근신근(Extensor carpi radialis brevis)

III
장모지신근(Extensor pollicis longus)

IV
지신근(Extensor digitorum)

V
소지신근(Extensor digiti minimi)

VI
척측수근신근(Extensor carpi ulnaris)

[그림 34] 손등을 지나는 신전근건

손등 스캔은 신근건에서 시작하는데요, 신근건은 보통 6개의 구획으로 나눕니다. 먼저 요골경상돌기(노뼈붓돌기, radial styloid process)와 척골경상돌기(자뼈붓돌기, ulnar styloid process)를 가상으로 이은 선을 따라 단축으로 스캔하면 요골의 중앙부에 손등의 골표지자인 뒤결절(dorsal tubercle; Lister tubercle)을 확인할 수 있습니다[그림 34].

뒤결절[그림 35, ★]을 중심으로 척측은 3번 구획인 장모지신전근건(긴엄지폄근건, extensor pollicis longus tendon)[그림 35, arrowhead]이 위치합니다. 2번 구획은 뒤결절 바로 요측에 단요측수근신근건(짧은노쪽손목폄근건, extensor carpi radialis brevis tendon)[그림 35, short-arrow], 그

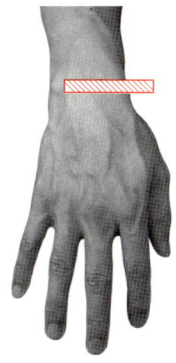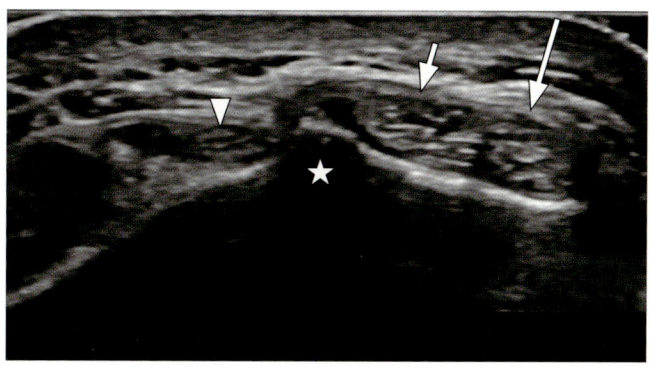

[그림 35] 손목관절 손등 쪽 단축 스캔 | ★; Lister tubercle, short-arrow; ECRB, long-arrow; ECRL, arrowhead; EPL

옆으로 장요측수근신근건(긴노쪽손목폄근건, extensor carpi radialis longus tendon)[그림 35, long-arrow]이 위치합니다.

  1번 구획은 요골경상돌기가 위쪽으로 향하도록 손을 세운 상태에서 스캔하면 용이한데요. Probe를 요골경상돌기 위에서 단축으로 스캔하면 요골 표면 위에 놓인 두 개의 건을 확인할 수 있습니다[그림 36,37]. 손바닥 쪽에 위치한 비교적 굵은 건은 장모지외전근건(긴엄지벌림근건, abductor pollicis longus tendon)이며, 손등 쪽이 단모지신근건(짧은엄지폄근건, extensor pollicis brevis tendon)입니다. 두 건은 신근지대(폄근지지띠, extensor retinaculum)에 의해 덮여있으며, 건 사이에 격벽이 존재하거나 장모지외전근건이 여러 개로 나뉘는 정상 변이를 확인할 수도 있습니다.

  단축 영상을 유지한 상태로 건의 주행 방향을 따라 원위부[그림 36]에서 근위부[그림 37]로 옮겨가며 확인할 수 있습니다.

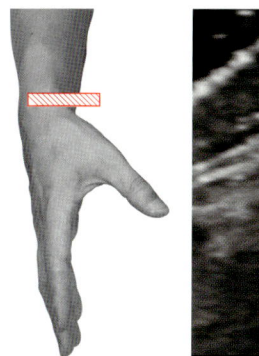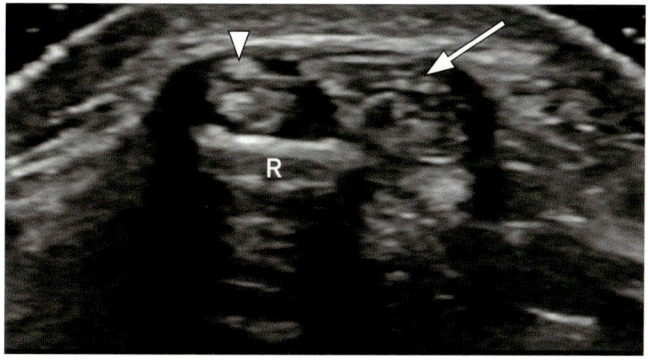

[그림 36] 1번 구획 단축 스캔 (손목관절 위에서 스캔한 원위부) | R; radius, arrow; APL, arrowhead; EPB

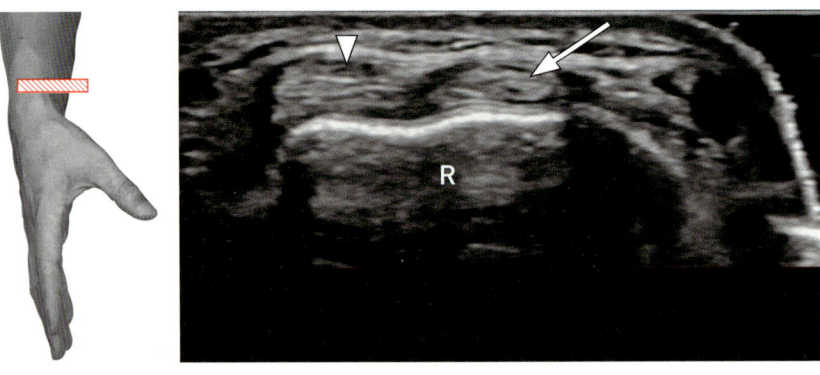

[그림 37] 1번 구획 단축 스캔 (요골경상돌기 위에서 스캔한 근위부) | R; radius, arrow; APL, arrowhead; EPB

1번 구획을 장축으로 스캔하면 요골 표면 위를 지나는 건의 장축 영상을 얻을 수 있습니다[그림 38].

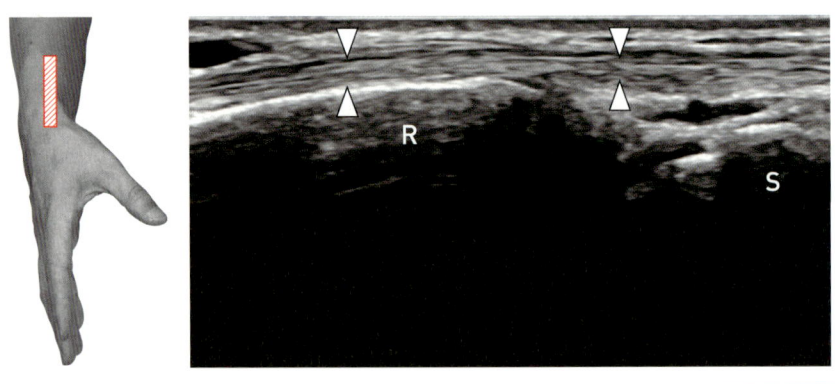

[그림 38] 1번 구획 장축 스캔 | R; radius, S; scaphoid, arrowheads; 1st compartment tendon

2번 구획을 단축으로 스캔한 상태에서 probe를 건 주행 방향의 근위부로 이동하면서 살펴보면 1번 구획이 2번 구획 위를 넘어서 주행하는 모습을 확인할 수 있는데, 이 부위는 근위부 교차증후군이 발생하는 부위입니다[그림 39,40].

4번 구획은 지신근건(손가락폄근건, extensor digitorum tendon)으로 엄지를 제외한 4개의 손가락을 향해 주행하는 지신근건과 2번째 손가락으로 주행하는 시지신근건(집게손가락폄근건, extensor indicis tendon)이 포함되어 5개의 건으로 구성됩니다. 5번 구획은 소지신근건(새끼손가락폄근건, extensor digiti minimi tendon)이며 횡축 스캔에서 원위요척관절 표면에 위치합니다[그림 41].

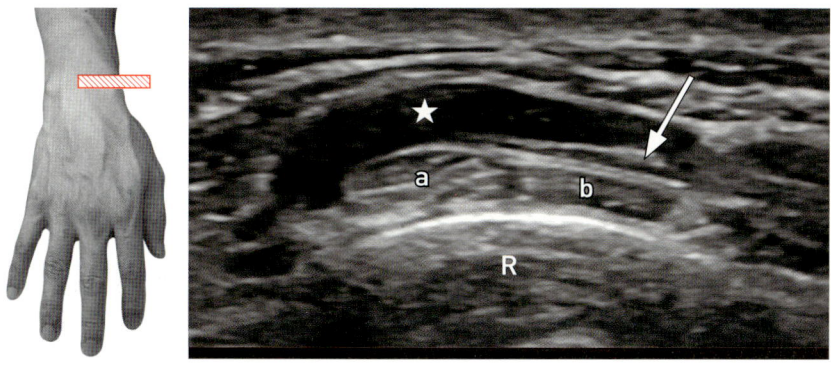

[그림 39] 1번 구획과 2번 구획의 교차부위 | R; radius, a; ECRB, b; ECRL, ★; 1st compartment muscle portion, arrow; EPB tendon

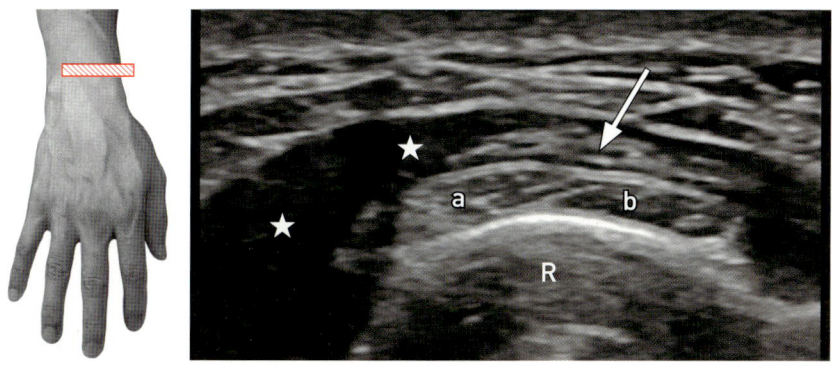

[그림 40] 1번 구획과 2번 구획의 교차부위 | R; radius, a; ECRB, b; ECRL, ★; 1st compartment muscle portion, arrow; APL tendon

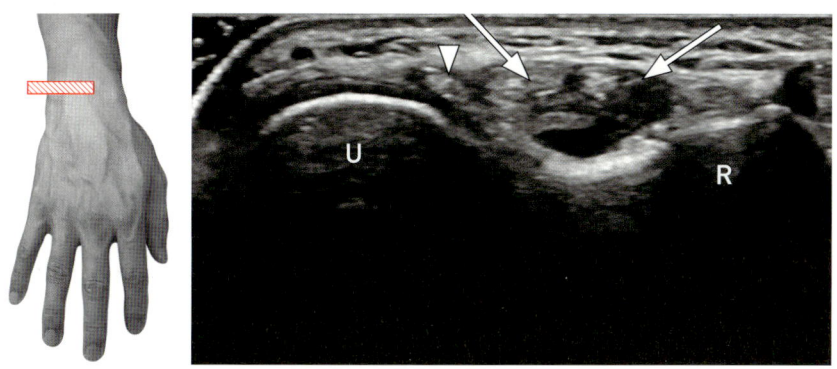

[그림 41] 4번, 5번 구획 단축 스캔 | U; ulna, R; radius, arrows; 4th compartment tendon, arrowhead; 5th compartment tendon

6번 구획은 척측수근신근건(자쪽손목폄근건, extensor carpi ulnaris tendon)으로 척골경상돌기 배측에 위치한 척골의 함몰부위인 구(溝, groove)의 내부에 위치합니다[그림 42]. 단축 스캔에서 건은 뼈가 함몰되어 생성된 구를 채우는 형태로 척골 표면을 지납니다.

장축으로 6번 구획을 스캔하면 척골경상돌기 위를 지나 5번째 중수골기저부까지 주행하는 건의 전체 길이를 확인할 수 있습니다[그림 43].

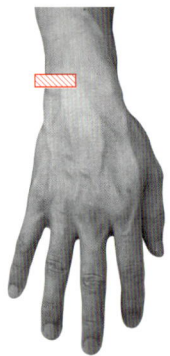 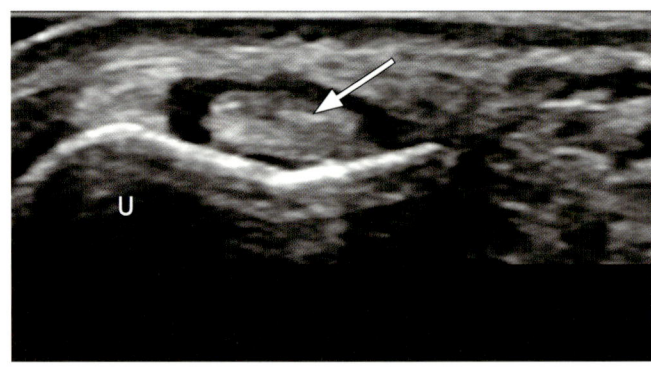

[그림 42] 6번 구획 단축 스캔 | U; ulna, arrow; ECU tendon

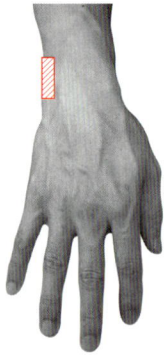 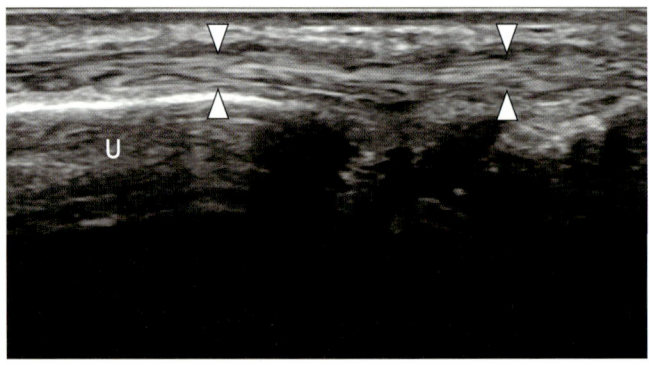

[그림 43] 6번 구획 장축 스캔 | U; ulna, arrowheads; ECU tendon

손등에서 요골 말단부의 뒤결절을 단축으로 스캔한 후 원위부로 약간 옮기면, 수근골 중 근위부 뼈에 해당하는 주상골과 월상골을 한 화면에서 볼 수 있습니다. 두 뼈는 대칭적인 모양으로 보이며, 그 사이를 연결하는 배측주상월상인대(등쪽손배반달인대, dorsal scapholunate ligament)를 고에코의 선으로 볼 수 있습니다[그림 44]. 이 인대가 손상되면 손목이 불안정해질 수 있습니다. 또한 주상골과 월상골 사이 관절은 손목에서 결절(ganglion)이 가장 흔히 발생하는 부위인데요, 결절은 주상골과 월상골의 관절 표면에서 저에코 또는 무에코의 경계가 뚜렷

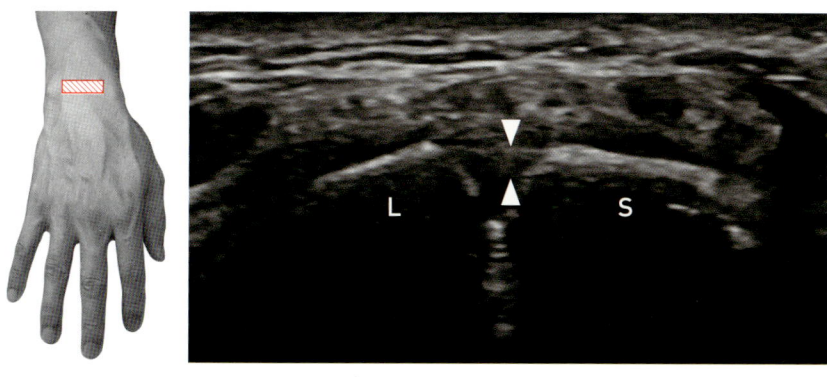

[그림 44] 배측 주상월상인대 단축 스캔 | L; lunate, S; scaphoid, arrowheads; dorsal scapholunate ligament

한 낭종 형태로 보이게 됩니다.

    손목 관절의 관절낭은 손등 스캔에서 확인할 수 있습니다. 손등이 손바닥보다 구조물의 두께가 얇아서 관절낭을 관찰하는데 더 용이하기 때문입니다. 손등 쪽 손목의 중앙을 장축으로 스캔하면 근위부에서부터 원위부로 요골-월상골-유두골의 순서로 뼈가 보이며 이 뼈의 배측에 관절낭의 오목(recess)이 위치합니다[그림 45]. 관절액이 증가하는 경우 이 오목 내에 관절액이 저에코 또는 무에코로 관찰됩니다.

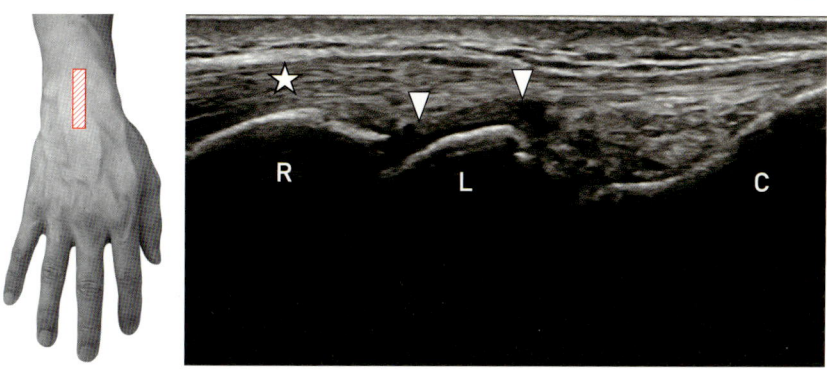

[그림 45] 손목관절낭 장축 스캔 | R; radius, L; lunate, C; capitate, ★; 4th compartment tendon, arrowheads; wrist joint synovial recess

(2) 손목의 손바닥 쪽 스캔

손바닥 스캔에서 주요한 구조물은 수근관(손목굴, carpal tunnel)입니다. 횡수근인대(가로손목인대, transverse carpal ligament)가 수근관의 지붕 역할을 하는데, 이는 요골측으로 주상골과 대능형골에 부착하고 척골측으로 두상골과 유구골에 부착합니다.

손바닥에서 손목관절의 횡문을 기준으로 단축 스캔을 하면 수근관을 지나는 천수지굴근(얕은손가락굽힘근, flexor digitorum superficialis; FDS)[그림 46, ★]과 심수지굴근(깊은손가락굽힘근, flexor digitorum profundus; FDP)[그림 46, ★]이 여러 개의 건으로 보입니다. 스캔을 약간 원위부로 옮기면 요골측에는 주상골[그림 47, S]이 돌출되어 보이고 척골측에는 두상골[그림 47, P]이 보입니다. 두 골표지자를 한 화면에 나타내면 수근관을 지나는 건의 단면 위에 얇은 저에코 선으로 보이는 횡수근인대[그림 46, 47, arrowheads]를 확인할 수 있고, 그 아래에 건의 단면에 비해 비교적 성글게 내부 에코가 보이는 정중신경의 단면[그림 46,47, arrow]이 보입니다. 주상골과 두상골을 한 화면에 나타내고 두 뼈의 정점을 연결한 선을 그리면 횡수근인대가 이 선 위쪽으로 얼마나 이동했는지 측정할 수 있는데요, 이 방법은 수근관내 구조물이 정중신경을 손바닥쪽으로 밀어 올려 압박할 정도로 용적이 증가했는지 확인할 수 있습니다. 수근관증후군(손목굴증후군, carpal tunnel syndrome; CTS) 진단의 한 방법이지요.

정중신경의 압박을 확인하는 다른 방법은, 주상골과 두상골이 위치한 수근관의 입구보다 근위부(수근관에 진입 직전)에서 신경을 단축으로 스캔하여 신경의 단면적을 확인하는 것입니다. 신경의 단면적을 구하는 방법은 가로축과 세로축의 길이를 스캔으로 확인한 후 계산할 수 있습니다[그림 48]. 신경은 압박당하는 부위에서는 단면적이 감소하고 압박당하는 부위의 근위부에서는 팽창하여 단면적이 증가하는데, 압박된 부위보다 근위부에서 팽창된 신경 단면적을 측정하는 방법이 정확한 방법으로 알려져 있습니다.

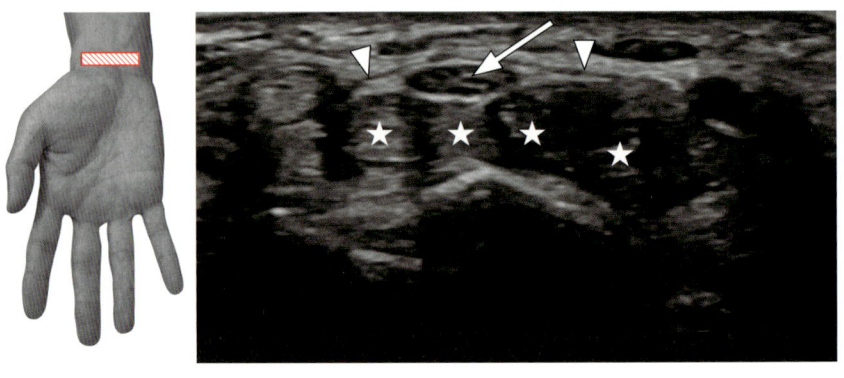

[그림 46] 수근관 근위부 단축 스캔 | ★; flexor tendons, arrow; median nerve, arrowheads; transverse carpal ligament

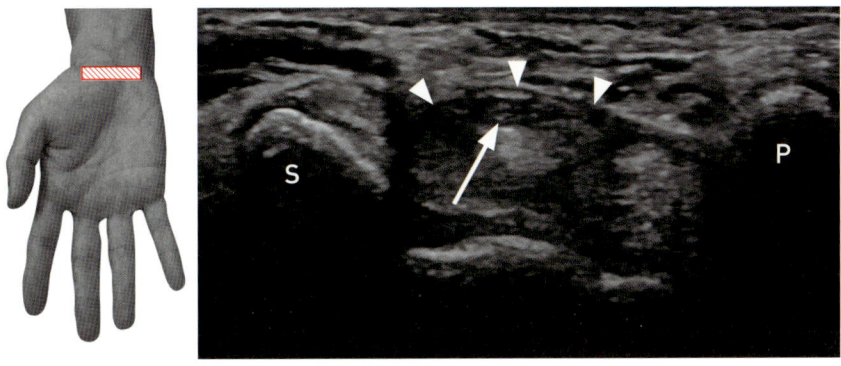

[그림 47] 수근관 근위부 단축 스캔 | S; scaphoid, P; pisiform, arrow; median nerve, arrowheads; transverse carpal ligament

정중신경을 단축으로 스캔한 상태에서 probe를 90도 회전하면 정중신경의 장축 영상을 얻을 수 있습니다. 고에코의 외막을 가진 신경의 장축[그림 49, arrow]을 확인할 수 있고 그 아래에는 수지굴근건(손가락굽힘근건, flexor digitorum tendon)[그림 49, ★]이 고에코의 섬유성 모양으로 보입니다. 신경이 압박되는 경우 장축영상에서 신경이 갑자기 얇아지는 부위를 볼 수 있습니다.

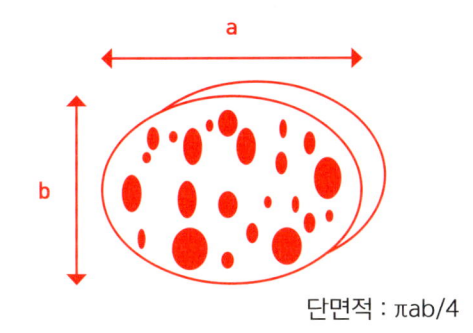

단면적 : $\pi ab/4$

[그림 48] 신경의 단면적 측정 방법.

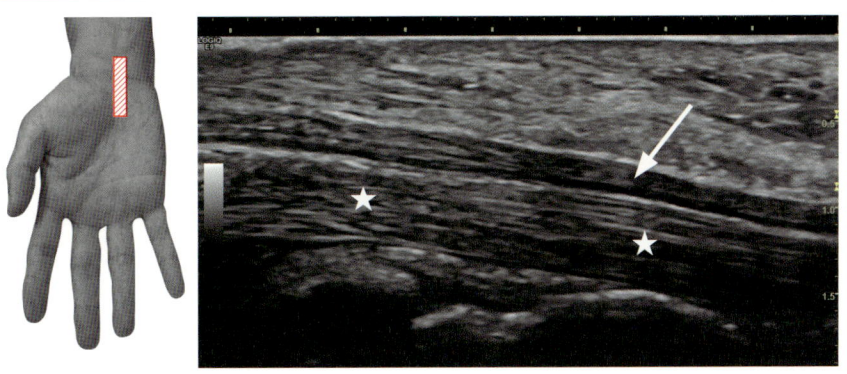

[그림 49] 수근관 내 장축 스캔 | ★; flexor tendon, arrow; median nerve

수근관을 단축으로 스캔한 부위에서 두상골[그림 50, P]의 요골측을 보면 척골동맥(자동맥, ulnar artery)[그림 50, ★]과 척골신경(자신경, ulnar nerve)[그림 50, arrow]이 지나는 기용터널(Guyon's tunnel)을 볼 수 있습니다. 척골신경에 대한 포착신경병증이 발생할 수 있는 부위이므로 기용터널 주변 구조물의 변화와 결절 등이 척골신경에 영향을 주는지 주의 깊게 스캔해야 합니다.

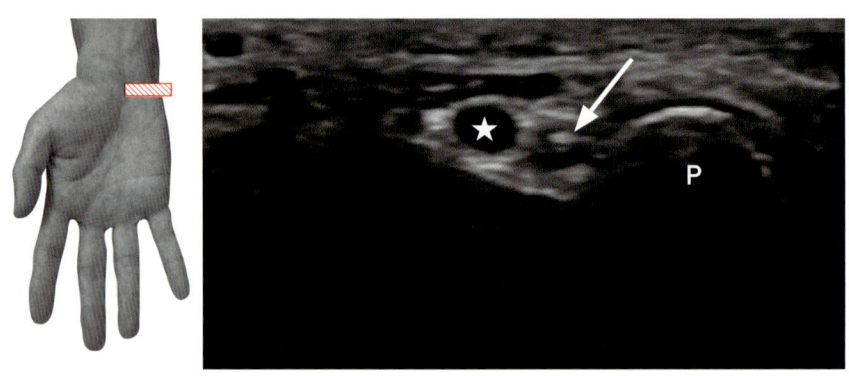

[그림 50] 기용터널 단축 스캔 | P; pisiform, ★; ulnar artery, arrow; ulnar nerve

2) 손가락 스캔

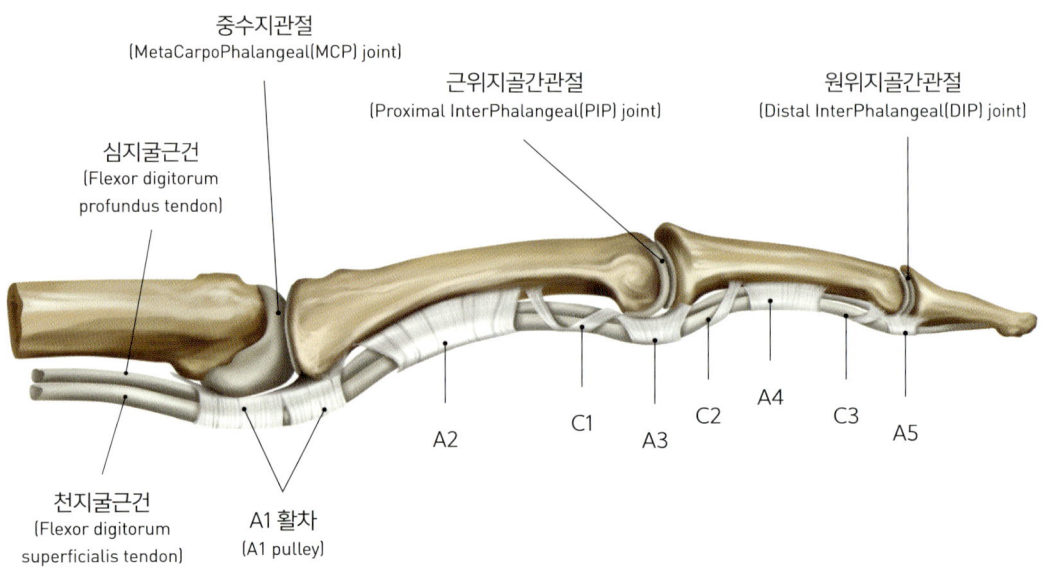

[그림 51] 손가락 굴곡근의 주행과 활차의 구조

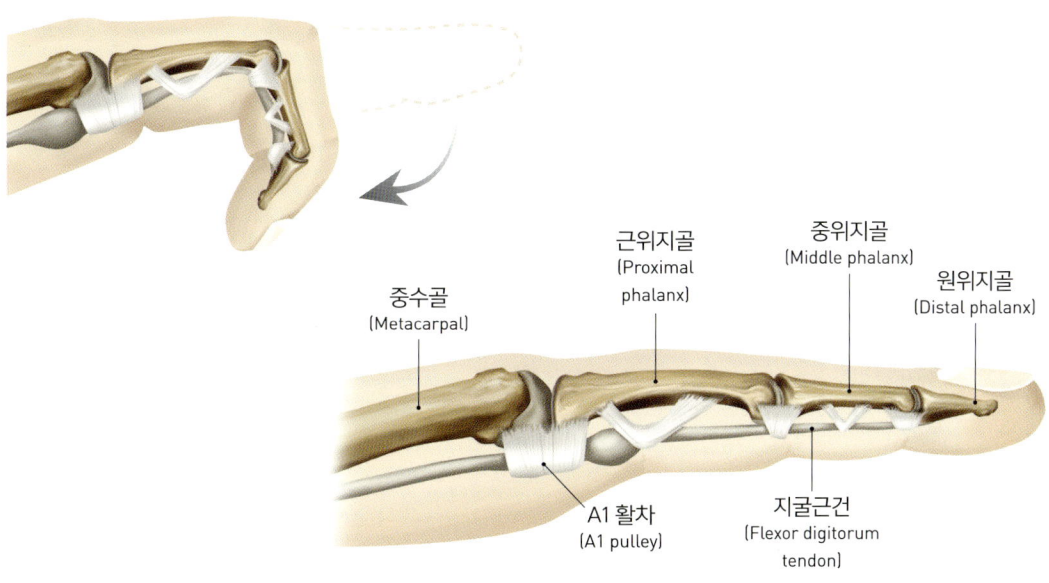

[그림 52] 방아쇠 수지의 기전

방아쇠 수지는 호발 부위인 A1 활차(pulley)가 위치한 중수지관절을 중심으로 확인해야 합니다. 손바닥 측 중수지관절[그림 53, M] 위에서 단축으로 스캔하면 천지굴근건(얕은손가락굽힘근, flexor digitorum superficialis)과 심지굴근건(깊은손가락굽힘근, flexor digitorum profundus)이 하나의 고에코 타원으로 보이고[그림 53, arrow], 건을 따라 위아래로 스캔하면서 건을 둘러싸는 A1 활차[그림 53, arrowheads]를 저에코의 선으로 확인할 수 있습니다. 이 위치에서 두 개 이상의 손가락을 한 화면으로 스캔하면, 방아쇠 수지 증상을 보이는 손가락의 활차 두께를 정상인 옆 손가락의 활차 두께와 한 화면 안에서 비교할 수 있습니다.

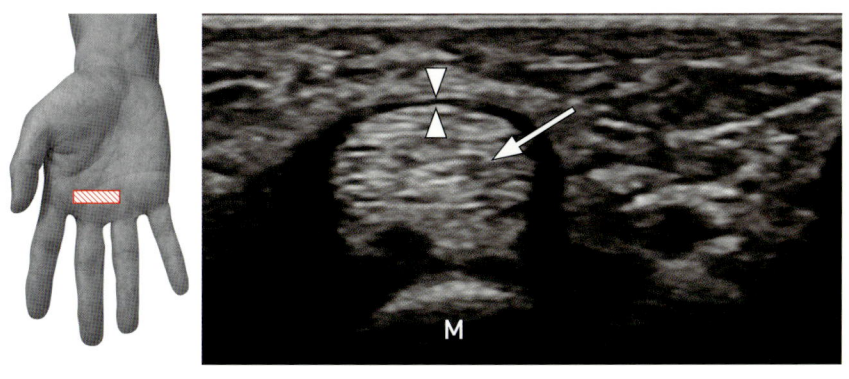

[그림 53] A1 활차(pulley) 단축 스캔 | M; metacarpal bone, arrow; flexor tendon, arrowheads; A1 pulley

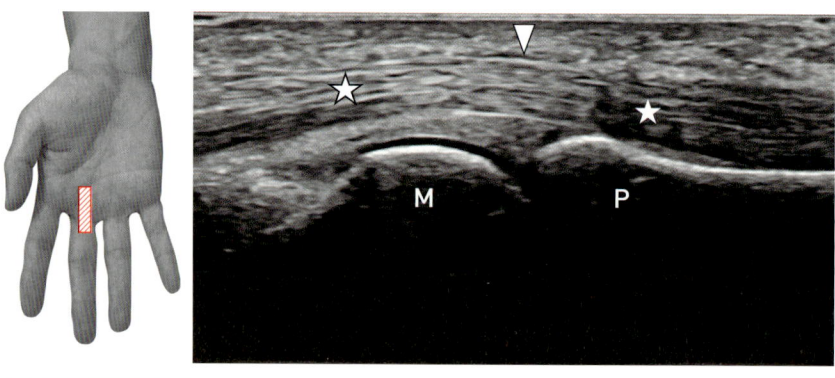

[그림 54] **A1 활차(pulley) 장축 스캔** | M; metacarpal bone, P; proximal phalanx, ★; flexor tendon, arrowhead; A1 pulley

A1 활차를 단축으로 확인한 후 90도로 probe를 돌려 수지굴근의 장축 영상[그림 54, ★]을 얻을 수 있습니다. 중수지관절면 위치에서 건의 위쪽에 얇은 저에코의 A1 활차의 단면[그림 54, arrowhead]을 볼 수 있습니다. 장축 스캔을 정확히 시행한 상태에서 손가락을 약간씩 굴곡/신전하면서 수지굴근이 A1 활차 아래로 매끄럽게 움직이는지 확인해 봅니다.

손가락 관절의 측부인대는 근위지골간관절(몸쪽손가락뼈사이관절, proximal interphalangeal joint; PIP)과 원위지골간관절(먼쪽손가락뼈사이관절, distal interphalangeal joint; DIP)에서 각 관절의 양측 측부인대를 초음파로 모두 확인할 수 있습니다. 하지만 중수지관절은 엄지손가락의 양측, 2번째 손가락의 요측, 5번째 손가락의 척측을 제외하면 나머지 중수지관절의 측부인대는 probe가 측면에서 접근할 수 없기 때문에 스캔을 할 수 없습니다.

손가락 관절의 측부인대는 관절의 관상면(coronal plane)을 따라 가장 외측으로 주행하므로 손가락의 전후중앙선(적백육제[赤白肉際])에 장축으로 스캔합니다. 근위부와 원위부 뼈를 화면상에 일직선으로 나타내면 관절면 위에 완만한 곡선의 경계를 가진 측부인대를 확인할 수 있습니다[그림 55, arrowheads].

엄지손가락 중수지관절의 척측 측부인대는 흔히 손상되는 인대입니다. 이 인대의 스캔은 엄지손가락을 약간 외전 시킨 상태로 손등 쪽에서 중수골과 근위지절골 사이 중수지관절에 장축으로 probe를 위치시킨 후 요골측을 바라보도록 probe를 손등 쪽으로 눕히면서 중수지관절의 측면을 바라보도록 스캔합니다. 다른 손가락의 측부인대와 유사하게 두 뼈 사이를 완만한 곡선으로 채우고 있는 측부인대를 확인할 수 있습니다[그림 56, arrowheads]. 각 측부인대는 병변이 의심될 경우 건측 부위의 인대를 스캔해서 비교해 봅니다.

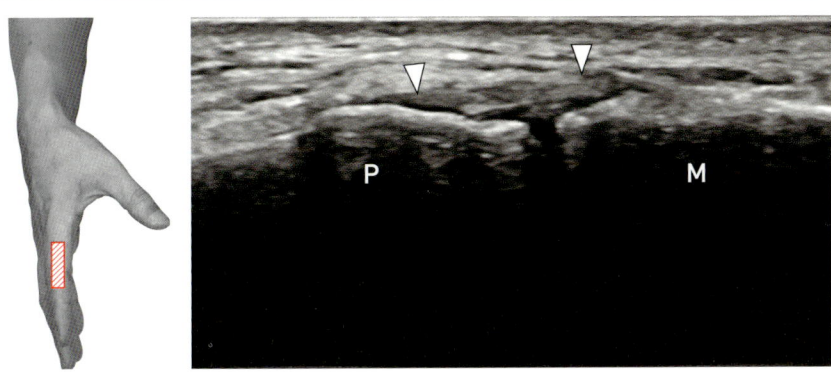

[그림 55] 근위지골간관절 측부인대 장축 스캔 | P; proximal phalanx, M; middle phalanx, arrowheads; collateral ligament

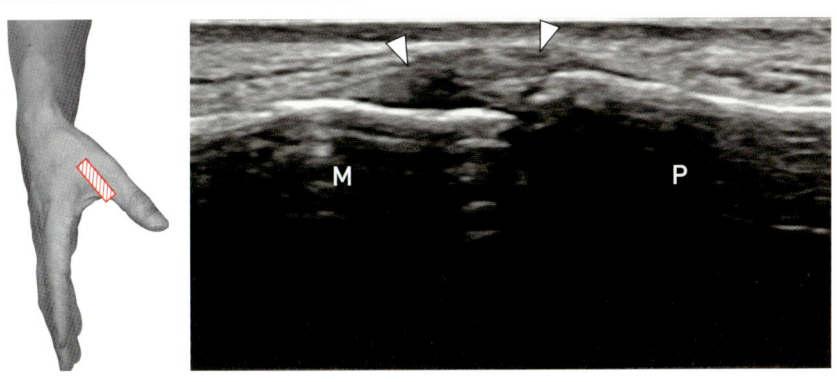

[그림 56] 엄지손가락 중수지관절의 척측 측부인대 장축 스캔 | M; metacarpal bone, P; proximal phalanx, arrowheads; collateral ligament

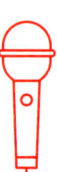

각론: 팔꿈치, 손목, 손가락의 병변

1. 주관절

1) 주관절 관절액 증가 (관절낭염)

주관절은 관절내 공간이 비교적 넓지 않은 관절로 관절낭염에 의한 운동 범위 제한이 흔히 발생하는 관절입니다. 초기 관절낭염에서도 관절액의 증가를 확인할 수 있어서 초음파는 중요한 진단 방법이 됩니다. 관절액이 증가하게 되면 주관절 전면의 요골와(radial fossa)와 구돌와(coronoid fossa), 그리고 후면의 주두와(olecranon fossa)의 지방 조직(fat pad) 아래로 관절액을 확인 할 수 있습니다. Fossa 내에 위치한 지방 조직은 관절낭내(intracapsular)-활액막외(extrasynovial) 조직입니다[그림 1]. 관절낭(joint capsule)은 지방조직의 위쪽에 위치하고, 활액막은 지방 조직의 아래쪽에 위치하게 되죠. 관절액은 활액막의 내부에 위치하므로 관절액이 증가하면 지방 조직이 위쪽으로 밀어 올려지게 보입니다. 따라서 지방 조직 아래에서 저에코 또는 무에코 상태인 관절액을 초음파로 확인할 수 있게 됩니다[그림 2]. 관절액이 더욱 많은 경우 지방 조직 아래뿐만 아니라 관절 전체를 둘러싸는 형태로 보이기도 합니다.

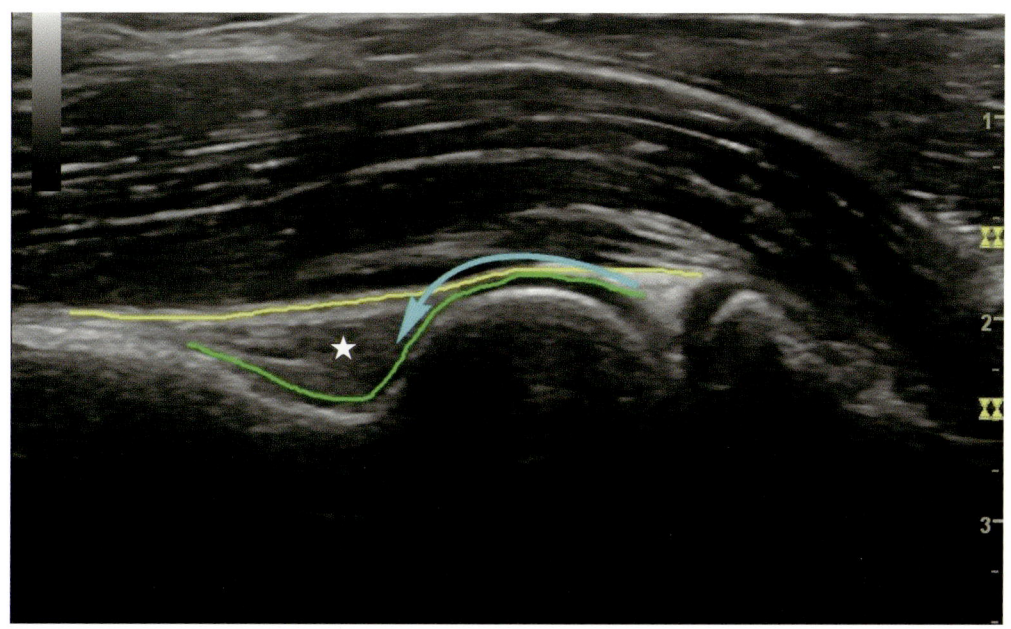

[그림 1] Coronoid fossa에서 지방조직(fat pad, ★)의 위치 설명 | Fat pad는 관절낭내(intracapsular)-활액막외(extrasynovial)조직으로 관절낭은 노란색선, 활액막은 녹색선으로 표시되어 있다. 관절액이 증가하면 관절에서 화살표 방향으로 관절액이 이동하여 fat pad 아래에서 보인다.

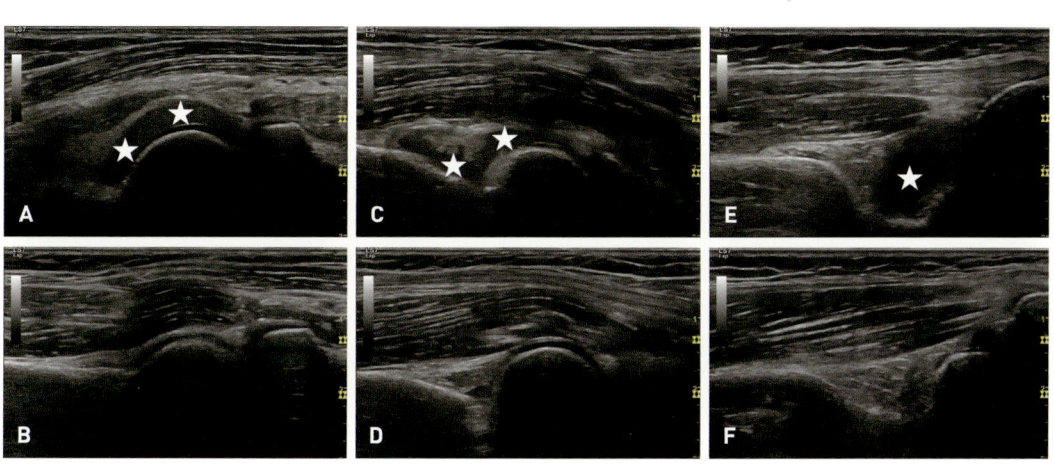

[그림 2] 주관절 관절낭염으로 인한 fossa내 관절액의 초음파소견 | A(radial fossa), C(coronoid fossa), E(olecranon fossa)는 관절액의 증가로 fossa 내에 저에코의 삼출액(★)이 보이는 장축 영상이며, B, D, F는 각각 건측 정상 fossa의 장축 영상이다.

외상으로 인해 관절 내부에 출혈이 발생하는 경우 혈관절증이 발생 할 수 있습니다. 혈액은 혈구 성분이 뭉치게 되면 초음파를 반사하는 성질로 인해 모래알 모양으로 관절 내부를 떠다니는 유동적인 에코를 보입니다. 주관절의 외상 병력과 함께 관절강 내에서 에코가 보이는 유동성 액체가 존재한다면 관절낭 내부의 골절이나 관절낭의 심한 손상을 의심해야 합니다[그림 3].

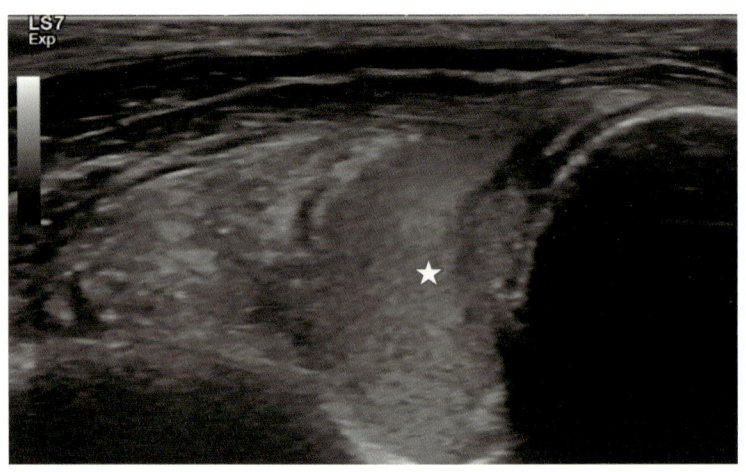

[그림 3] Olecranon fossa의 장축 영상으로, 유동성을 보이는 고에코의 액체성분(★)이 혈관절증을 의미한다

2) 원위부 이두근 건증, 이두근-요골 점액낭염

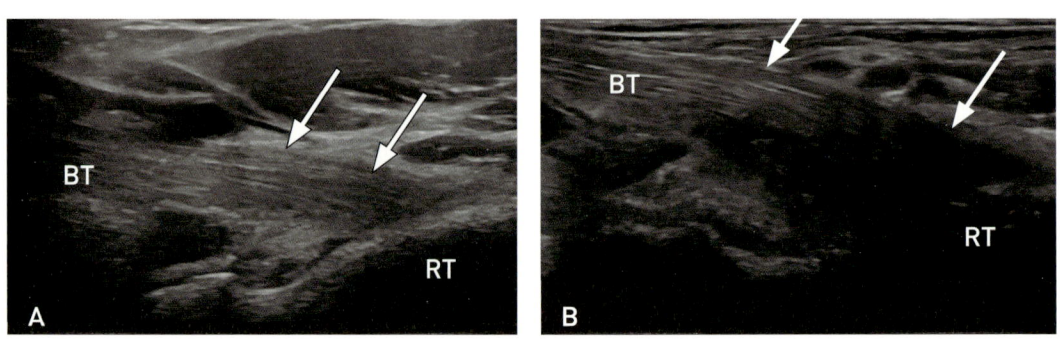

[그림 4] 원위부 이두근건 건증 | 각각 다른 환자의 원위부 이두근건을 장축으로 스캔한 영상. 이두근건(BT, biceps tendon)이 요골결절(RT, radial tuberosity)에 부착하는 건의 원위부가 퇴행성 변화로 인해 두꺼워진 것 (arrows)이 확인된다.

무거운 물건을 반복적으로 들어 올리는 등 만성적인 주관절 굴곡부하에 의해 원위부 이두근건에 퇴행성 변화인 건증이 발생할 수 있습니다. 원위부 이두근건의 말단 부착부에 잘 발생하며, 주의 깊게 스캔하면 저에코로 두꺼워진 건을 확인할 수 있습니다[그림 4]. 건증이 의심되는 환자는 전완의 저항회외 검사에서 통증과 약화를 보입니다. 또한 병변으로 의심되는 부위를 초음파 스캔을 통해 정확하게 압박하여 통증이 예민하게 재현되는지를 확인하면 진단의 정확도를 높일 수 있습니다.

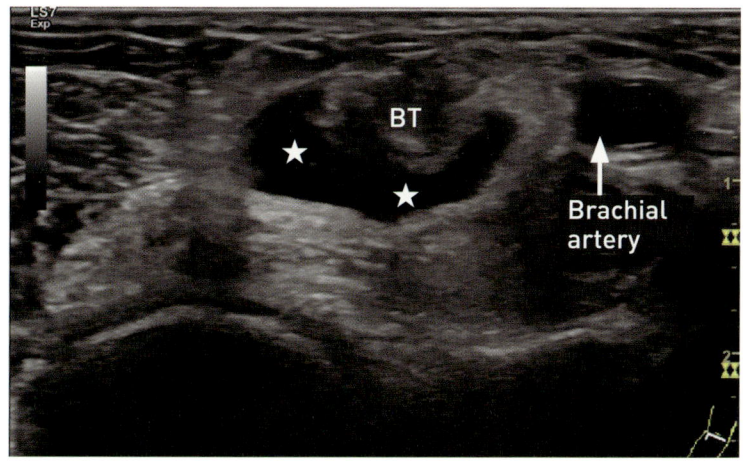

[그림 5] 원위부 이두근건의 단축영상 | 이두근건(BT)을 아래쪽으로 둘러싼 저에코의 이두근-요골 점액낭 내 삼출액(★)을 확인할 수 있다.

이두근-요골 점액낭(bicipito-radial bursa)은 원위부 이두근건과 요골 사이에 위치하여 주관절의 굴곡/신전과 회외/회내 움직임 시 마찰을 줄여주는 역할을 합니다. 과사용으로 점액낭염이 발생하게 되면 초음파 스캔에서 저에코로 확장된 점액낭을 볼 수 있습니다[그림 5]. 원위부 이두근건의 내측과 전면으로 상완동맥이 요골동맥과 척골동맥으로 분지되어 지나는 곳이기 때문에 무에코의 내강을 가진 혈관을 점액낭염으로 오인 할 수 있습니다. 혈관은 도플러를 이용해서 감별할 수 있고, 이두근-요골 윤활낭은 건의 아래쪽에 위치하기 때문에 이 부위에서 저에코 부위가 확인되어야 병변으로 의심할 수 있습니다.

3) 상완골 외상과염

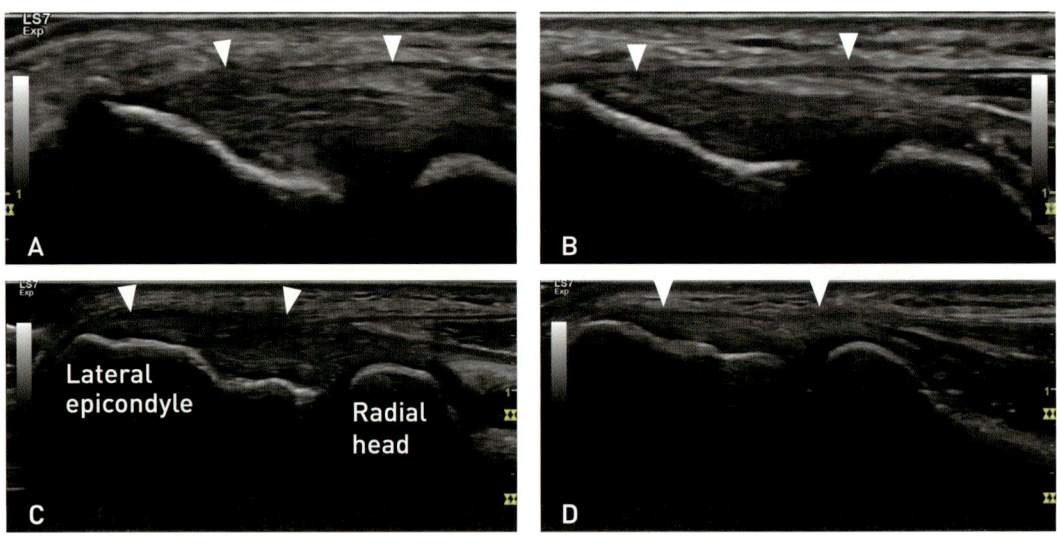

[그림 6] Tennis elbow(총신근건의 장축 영상) | A와 C에서 총신근건의 경계(contour)가 외상과보다 높아진 변화(arrowheads)를 볼 수 있다. B, D는 건측영상으로 총신근건의 경계를 비교해 볼 수 있다.

상완골 외상과염은 tennis elbow라고 불리고, 외상과에 부착하는 총신근의 과사용으로 인한 증상입니다. 초음파에서는 외상과를 골표지자로 건의 주행 방향을 따라 장축 스캔을 하면 건의 바깥쪽 경계가 피부층과 평행하게 주행하는 것이 저에코의 선으로 보입니다[그림 6, B,D arrowheads]. 총신근건이 과사용으로 인해 두꺼워지게 되면 건의 바깥 경계가 돌출되는 형태로 변화를 보입니다. 이런 건의 두께 변화와 더불어 건 내부섬유의 연속성 소실 여부를 확인하여 파열의 유무를 진단할 수 있으며, 건 내부에 석회화 등이 보이는지 주의깊게 스캔해야 합니다. 파열과 석회화 등 병변이 장축에서 의심되는 경우 단축에서도 같은 부위에서 확인되는지 꼭 스캔해보고, 건측과 비교하는 것이 필요합니다[그림 6].

4) 상완골 내상과염

Golfer's elbow라고 불리는 상완골 내상과염은 내상과에 부착하는 총굴근의 과사용으로 인한 증상입니다. 초음파에서는 내상과를 골표지자로 이용하여 총굴근건의 장축을 스캔한 후 건이 내상과에 부착하는 말단부를 주의 깊게 확인해야 합니다. 내상과염은 부착부 주변 건 두께 및

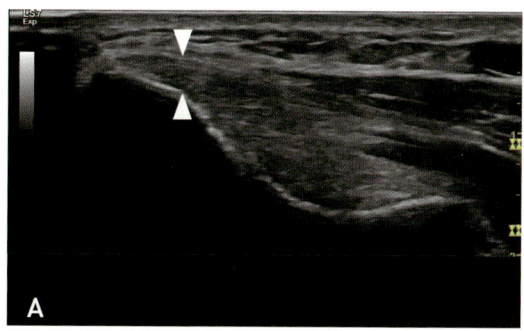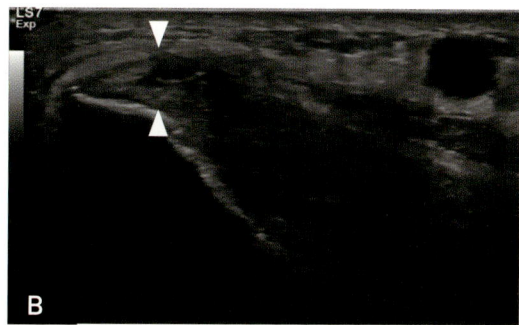

[그림 7] Golfer's elbow(총굴근건의 장축 영상) | A는 정상 총굴근건의 영상으로 내상과에 부착하는 말단부(arrowheads)를 주목해야 한다. B에서 총굴근건의 말단부가 두꺼워지고, 건 내부가 불균질하게 변한 것을 볼 수 있다.

에코의 변화 그리고 건 섬유의 연속성 소실과 함께 파열된 틈(cleft), 석회화 등을 확인할 수 있습니다. 파열이나 석회화 등 건 내부에 변화를 보이는 소견이 있을 경우 단축으로도 같은 부위에서 확인되는지를 반드시 살펴야 하고, 건측과 비교하는 것도 병변을 확정하는 데 중요합니다[그림 7].

5) 주관절 내측 측부인대 손상

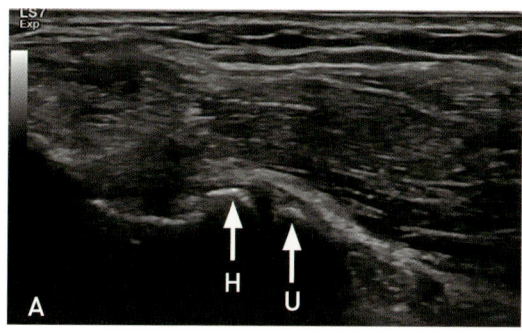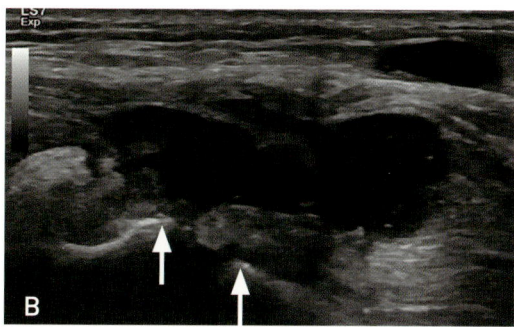

[그림 8] 주관절 내측 측부인대 파열 | A는 건측 측부인대를 스캔한 것이다. 주관절 내측 관절면인 상완골(H)과 척골(U) 사이 간격이 정상적임을 확인할 수 있다. 내측 측부인대가 파열된 B는 주관절을 최대한 외반(valgus)하며 스캔했을 때 상완골과 척골 사이의 관절 간격이 벌어지는 것을 확인할 수 있다. B영상에서 관절면 상부의 저에코 영역은 관절 내 삼출액이 증가되어 저에코의 낭종 형태로 돌출되어 보인다.

주관절의 내측 측부인대는 주관절의 안정성에 큰 기여를 하므로 손상이 의심될 때는 반드시 검사를 해야 합니다. 인대의 완전 파열과 부분 파열을 구분하기 위해서는 동적 스캔으로 인대의 연속성을 확인해야 하는데, 동적 스캔 방법은 앞에서 설명하였습니다. 인대가 정상적인 경우 외반을 가하는 동적 스캔에서 관절 간격에 큰 변화가 없으나[그림 8,A], 인대가 완전히 파열된 경우 외반부하에 의해 관절 간격이 크게 벌어지는 변화를 보입니다[그림 8,B].

6) 회외근증후군

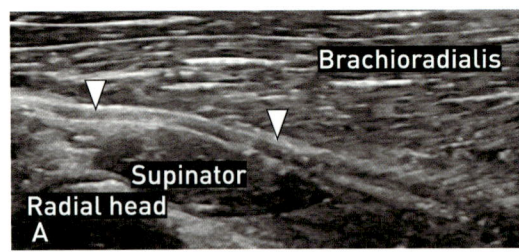 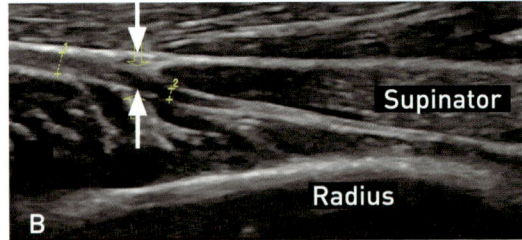

[그림 9] 회외근증후군 | A는 정상 신경주행 영상으로 회외근 내부로 진입하는 후골간신경(arrowheads)이 일정한 두께로 주행하는 것이 확인된다. B는 후골간신경이 압박되는 영상으로 회외근 내부로 진입한 신경이 압박(arrows)에 의해 두께가 감소됨을 확인할 수 있다.

요골신경은 주관절 주위에서 천부가지와 심부가지로 분지합니다. 심부가지(후골간신경, posterior interosseous nerve)는 회외근으로 진입하여 회외근의 상완두와 요골두 사이를 주행합니다[그림 9,A]. 후골간신경이 회외근으로 진입하는 입구 부위에서 신경에 대한 포착이 발생할 수 있는데, 이 부위를 'arcade of Froshe'라 합니다. Arcade of Froshe에서 신경 포착이 발생하는 경우 손가락의 신전이 제한되는 finger drop이 발생하지만, 이 부위보다 근위부인 상완골의 요골신경구에서 요골신경이 압박될 경우는 손가락과 손목의 신전이 동시에 제한되는 wrist drop이 발생합니다.

초음파를 이용하여 신경의 압박을 진단할 때는 후골간신경을 장축 스캔하여 회외근으로 진입하기 전 신경의 직경과 진입 후 신경의 두께를 비교합니다. 압박이 있는 경우 진입 후 신경의 직경이 급격히 줄어들며 진입 전 신경은 정상 신경 두께보다 두꺼워지는 양상을 보이게 됩니다[그림 9,B].

7) 주관터널증후군

척골신경은 주관절에 도달해서 주관절 내측의 내상과와 주두돌기 사이 공간인 주관터널을 통과하여 전완으로 주행합니다. 주관터널은 내상과에서 주두돌기까지 부착된 Osborne retinaculum이 지붕을 형성하고 바닥은 상완골과 척골 사이 주관절 내측 관절면이 위치하며, 이 부위에서 척골신경이 압박되면 주관터널증후군이 발생합니다. 증상으로는 4,5지 감각 이상이 발생하고 압박이 만성적으로 지속될 경우엔 손등부위의 골간근(interossei muscle) 위축이 나타납니다.

주관터널의 초음파 검사는 먼저 단축 영상을 확인합니다. 내상과와 주두돌기를 한 화면에 보이도록 스캔하면 내상과에 근접해 있는 척골신경의 단면을 확인할 수 있습니다. 신경의 단축은 신경섬유 다발로 인해 벌집 모양을 보이기도 하지만 주변 조직에 비해 저에코로 보이는 경우가 많습니다.

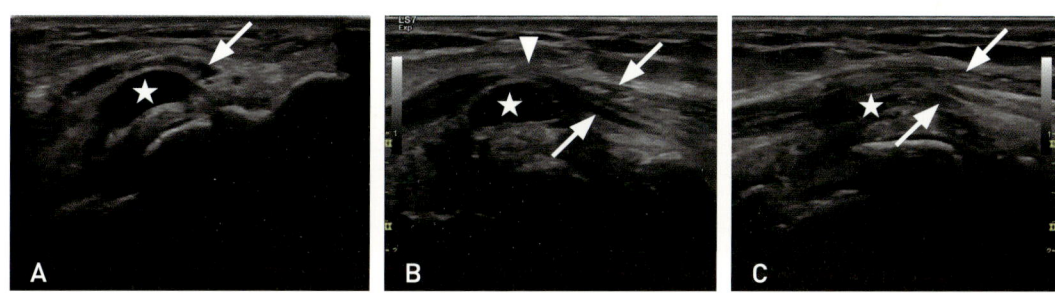

[그림 10] 주관터널증후군 | A는 주관터널의 단축 영상으로 주관터널 내에서 척골신경(arrow)이 결절(★)에 의해 압박되는 영상이다. B는 척골신경의 장축영상으로 정상적인 신경직경(arrows)에 비해 압박이 되는 부위(arrowhead)는 직경이 얇아진 형태를 볼 수 있다. C는 결절을 약간 벗어난 부위의 신경 장축 영상으로 결절(★)에 의해 압박되지 않은 부위는 신경의 직경(arrows)이 정상적인 것을 볼 수 있다.

신경의 압박 여부를 확인하기 위해서는 신경의 주행 방향을 따라 위아래로 넓은 범위를 스캔하는 것이 필요합니다. 신경을 압박할 수 있는 주관터널 내 결절, 관절낭 돌출, 골극(spur) 등의 존재 여부를 찾고 의심되는 압박 요인이 있을 경우 신경의 장축을 스캔하여 신경과의 관계를 확인합니다. 장축 영상은 내상과 위에 probe를 놓고 전완의 장축과 probe를 평행하게 위치시킨 후 내상과의 가장 높은 정점을 화면에 나타나도록 합니다. 이 위치에서 주관절 후면을 향해 probe를 수평으로 약간만 이동하면 신경의 장축을 쉽게 스캔할 수 있습니다. 영상에서 신경의 직경변화를 보이는 부위가 있는지, 직경의 변화가 주변 병변에 의한 압박과 연관이 있는지를 확인합니다[그림 10].

8) 척골신경 아탈구

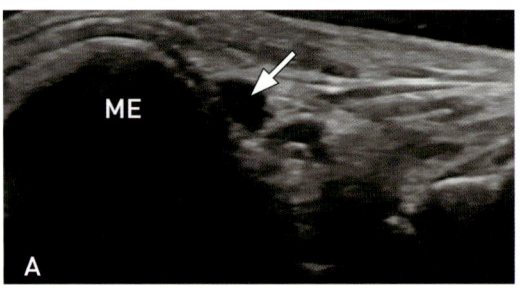
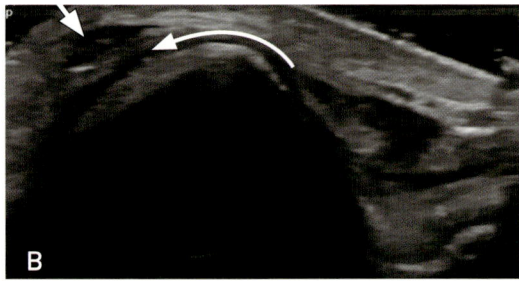

[그림 11] **척골신경 아탈구** | A는 척골신경의 단축 영상으로 주관절을 신전하여 스캔했을 때 신경은 내상과(ME)의 내측에 둥근형태(arrow)로 보인다. B는 주관절을 천천히 굴곡하면서 동적 스캔을 하면 척골신경(arrow)이 내상과를 넘어(curved arrow) 아탈구되는 상황을 확인할 수 있다.

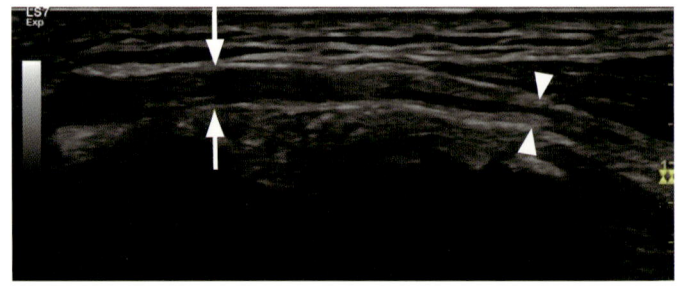

[그림 12] **주관터널 내 척골신경의 장축 영상** | 정상적인 에코를 보이는 척골 신경의 원위부(arrowheads)에 비해 근위부(arrows)의 신경 두께가 두꺼워지고 저에코로 보이는 것은 이 부위보다 원위부에서 신경 자극이나 압박이 있다는 증거이다.

척골신경은 Osborne retinaculum에 의해 제한된 공간인 주관터널 안에 위치하는데, retinaculum이 파열되었거나 존재하지 않는 경우 신경은 내상과를 넘어서 주관절 내측을 향해 아탈구가 일어납니다. 주관터널을 단축으로 스캔하여 내상과와 주두돌기를 한 화면에 나타낸 후, 내상과 쪽에 위치한 척골신경의 단면을 확인합니다. 스캔한 상태를 유지하고 아탈구를 유발시키기 위해 주관절을 굴곡하는 동적 스캔을 시행하면 척골신경이 내상과의 정점을 넘어 내측으로 이동하는 것을 확인할 수 있습니다. 대부분 굴곡 중 한 순간에 빠른 속도로 아탈구가 발생하는 'snapping'을 화면에서 확인할 수 있으며, 환자도 그 순간을 느낄 수 있습니다. 다시 주관절을 신전시키면 척골신경도 다시 내상과를 넘어 주관터널로 돌아옵니다[그림 11]. 이때 probe로 압박을 가해서 스캔하는 경우 압박이 아탈구를 방지하는 역할을 하여 확인하기 어려울 수 있으니, 압박을 최소화하거나 초음파 젤을 충분히 사용하여 압박을 가하지 않게 스캔해야 합니다. 반복된 아탈구에 의해 척골신경이 지속해서 자극되면 신경염으로 진행될 수 있습니다[그림 12].

9) 주두 점액낭염

주관절 피부와 주두돌기 사이에는 마찰을 줄여주는 주두 점액낭(olecranon bursa)이 존재합니다. 주두돌기를 장축으로 스캔하여 점액낭의 확장 여부를 확인하는데, 이때 probe로 압박하여 스캔하면 점액낭이 압착되어 내강의 확장을 놓칠 수 있으므로 압박을 최소화하여 스캔해야 합니다. 급성 염증의 경우 활막의 염증으로 점액낭 내부가 지저분한 복합에코로 보일 수 있고 염증에 의한 혈류 증가로 점액낭의 활막 부위에 도플러 신호가 증가할 수 있습니다. 만성염증의 경우 무에코의 점액 증가와 비교적 평탄한 점액낭 벽면을 볼 수 있습니다[그림 13].

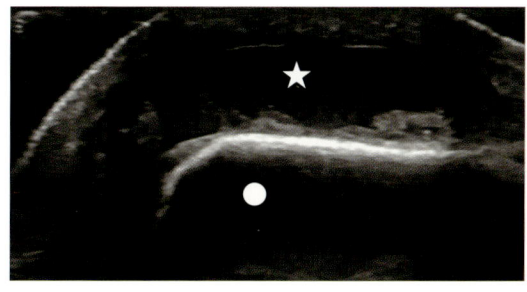

[그림 13] 만성 주두 점액낭염 | 주두돌기 위에서 시행한 장축 영상으로, 주두돌기(●)와 피부 사이에 저에코의 점액낭 확장(★)이 보인다.

2. 손목

1) 드쿼르벵 병

손등 쪽을 주행하는 건 중 1번 구획에 발생한 협착성 건초염(협착성 힘줄집염, stenosing tenosynovitis)을 드쿼르벵 병(de Quervain disease)이라고 합니다. 과사용이 가장 흔한 원인이고, 주로 아이를 오

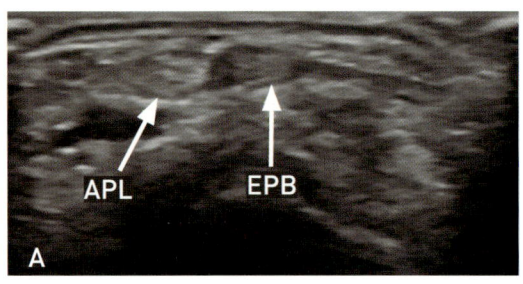 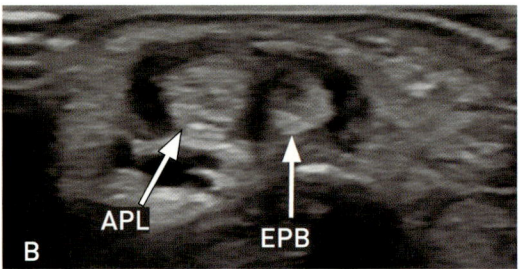

[그림 14] 드쿼르벵 병 단축 영상 | A는 건측 1번 구획의 단축 영상으로 정상적인 두께의 장모지외전근건(APL) 과 단모지신전근건(EPB)의 단면을 볼 수 있다. B는 드쿼르벵 병이 있는 환자의 1번 구획 단축 영상으로 직경이 커진 두 건을 볼 수 있고, 건초 내에 저에코의 삼출액이 보인다.

래 안아주는 동작에서 발생하여 'baby wrist'라고도 합니다. 손목과 엄지손가락 사용 시 요골경상돌기 위에서 통증과 약화가 발생합니다.

초음파 검사는 요골경상돌기 위쪽을 단축 스캔하는 것으로 시작합니다. 단축 영상에서는 장모지외전근건(APL)과 단모지신전근건(EPB)이 나란히 요골 표면 위에서 고에코의 원형으로 보입니다[그림 14,A]. 정상적인 건은 건초가 얇아서 보이지 않거나 얇은 저에코의 선으로 보이나, 건초염이 발생한 경우 건을 둘러싸고 있는 건초가 두껍게 저에코의 확장된 띠로 보입니다[그림 14,B]. 병변으로 의심되는 건초의 확장이 보이는 경우 장축 영상으로 건초의 확장 범위를 확인해 보는 것이 좋으며 건측과 비교하는 것이 필요합니다.

2) 교차증후군

교차증후군은 가위질과 같은 엄지손가락의 반복적인 과사용 후, 전완 원위부의 요골측이 부으며 손가락을 움직일 때마다 염발음이 나고 통증을 호소하는 증상입니다. 근위부, 원위부 두 곳에서 발생할 수 있는데요. 2번 구획 건의 표면을 교차하여 주행하는 1번 구획과 마찰로 근위부 교차증후군이 발생하고, 2번 구획과 3번 구획이 손목관절 원위부에서 교차하면서 원위부 교차증후군이 발생합니다.

근위부 교차증후군의 초음파 검사는 손목관절에 단축으로 probe를 대고 2번 구획을 단축으로 스캔한 상태로 시행합니다. 2번 구획 두 개의 건이 화면 중앙에서 계속 위치하도록 하여 근위부로 probe를 이동합니다. 스캔 도중 요골 측에서 다가와 2번 구획 건의 표면으로 넘어서 주행하는 1번 구획 건과 근육의 단면을 확인합니다. 병변이 있는 환자에서는 1번 구획의 건과

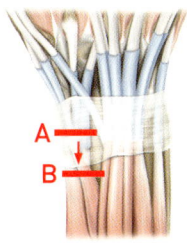 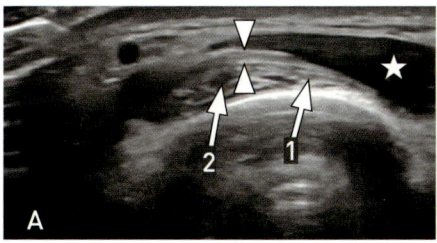 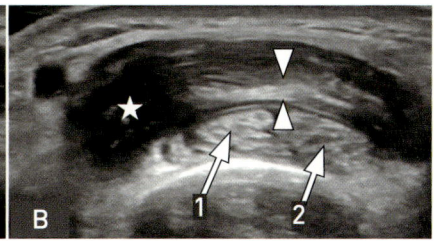

[그림 15] 근위부 교차증후군 | A는 건측의 단축영상으로 2번 구획(1; 단요측수근신근건, 2; 장요측수근신근건)의 표면을 주행하는 1번 구획(arrowheads) 건의 단축 영상이다. B는 환측의 단축 영상으로 2번 구획(1, 2)건의 표면을 지나는 1번 구획(arrowheads) 건과 근육성분(★)이 두꺼워진 것을 확인 할 수 있다.

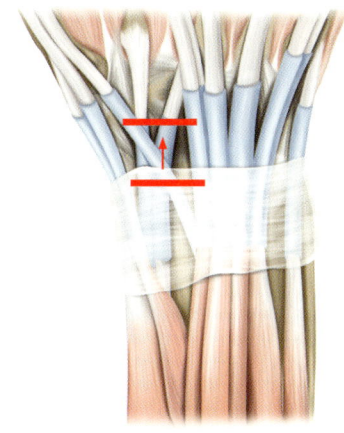 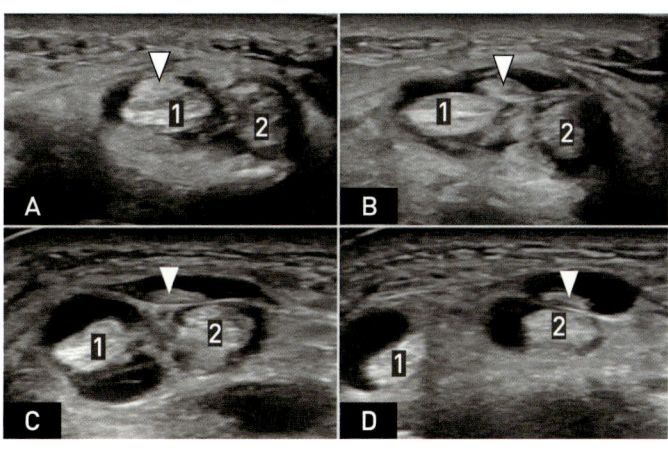

[그림 16] 원위부 교차증후군 | 2번 구획과 3번 구획의 교차부위를 근위부에서 원위부로 순차적으로 스캔한 영상. A에서 1(ECRB)과 2(ECRL)로 표시된 2번 구획 건의 표면을 지나는 3번 구획 건(arrowhead)을 볼 수 있다. B-D까지 원위부로 스캔을 옮길수록 2번 구획의 위쪽을 가로지르는 3번 구획 건을 볼 수 있다. 각각의 건을 둘러싼 건초 내 삼출액이 저에코로 보인다.

근육의 두께가 건 측에 비해 증가되어 있는 것을 볼 수 있습니다[그림 15]. 환자에 따라서는 2번 구획 건 주변에 건초염 증상이 먼저 보이는 경우도 있습니다.

원위부 교차증후군은 뒤결절 수준에서 2번 구획을 단축으로 스캔하고 건을 화면 중앙에 놓은 상태에서 원위부로 스캔을 옮기면서 2번 구획 건의 위를 지나가는 3번 구획 건을 확인합니다. 교차증후군이 발생한 경우 건초염으로 인해 저에코의 삼출액이 건 주변에 보이고, 증상이 심한 경우 주변 피하조직의 부종도 동반하게 됩니다[그림 16].

3) 척측수근신근 아탈구

척측수근신근은 척골 원위부에 있는 구(溝, groove)를 통과하여 주행합니다. 이 부위에서 척측수근신근건은 신전지대에 의해 덮여 있으며 하건초(sub-sheath)에 의해 보강되어 있습니다. 하지만 손목의 회전과 굴곡/신전을 반복하는 과사용으로 인해 건을 보강해주는 구조가 느슨해지거나 파열되어서 불안정성이 발생 할 수 있습니다. 손목의 척측 표면에서 아탈구 된 건이 도드라져 보일 수 있으며, 손을 사용할 때 통증 및 운동 제한을 호소할 수 있습니다.

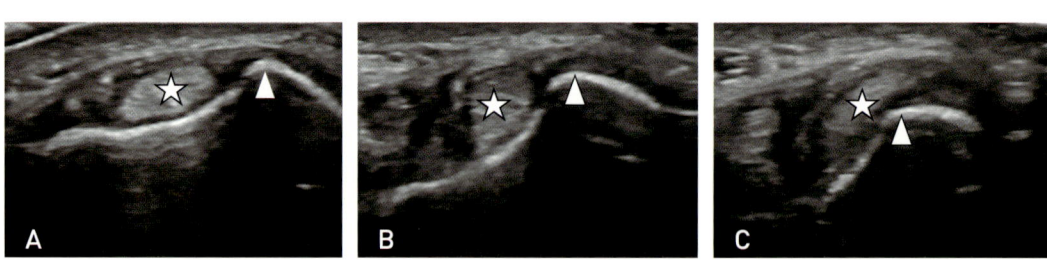

[그림 17] 척측수근신근건 아탈구 | A에서 C까지 영상은 척측수근신근건(★)을 단축으로 스캔한 상태에서 손목을 회외하여 얻은 연속 영상으로, 회외를 시작하기 전 중립자세(A)에서는 척골구(ulnar groove)의 중앙에 위치한 척측수근신근건이 회외를 진행할수록 척골구의 한쪽 벽(arrowhead)을 타고 올라가는 아탈구(C)가 발생함을 보여준다.

초음파 검사는 건이 구(溝) 내에 위치한 척골경상돌기 위에서 단축으로 스캔합니다. 정상에서는 척측수근신근건이 안정 시와 동작 시에 제 위치를 유지합니다. 병변이 있을 경우 손을 중립 자세로 둔 상태에서는 건이 제 위치에 있지만, 단축 스캔을 유지한 채 손을 회내/회외 하면서 동적검사를 하면 건이 구(溝)의 한쪽으로 치우쳐 벽을 넘어가는 형태로 보입니다[그림 17].

4) 손목 관절낭염

손목관절의 손등 중앙부를 장축으로 스캔하면 근위부에서부터 요골-월상골-유두골이 순서대로 보입니다. 손목관절의 관절낭은 요골과 월상골 사이에서 손가락 방향을 향해 관절낭의 오목(joint recess)으로 위치하고 월상골과 유두골 사이의 관절낭도 같은 방향으로 위치하고 있습니다.

과사용 등으로 인한 반응성 관절염에서는 무에코의 관절액이 증가하여 관절낭의 오목에 고여 있는 것이 확인됩니다[그림 18]. 류마티스 관절염에서는 관절낭 내부에 윤활막의 증식으

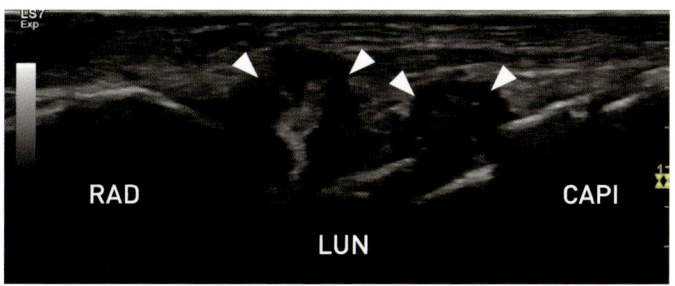

[그림 18] 손목 관절낭염 | 손목의 손등 중앙부에서 장축 스캔한 영상으로 요골(RAD), 월상골(LUN), 유두골(CAPI)이 일렬로 보이는 위치에서 각 관절 위로 확장된 관절낭이 저에코 영역(arrowheads)으로 보인다.

로 인해 무에코가 아닌 고형 성분이 관절낭의 오목에 차 있는 형태로 관찰되고, 도플러 검사에서 혈류 증가로 인한 도플러 신호 증가가 특징적으로 보입니다. 반응성 관절염에서는 단순 관절액이 증가하므로 도플러 신호가 증가되지 않는 것이 중요한 감별점입니다.

5) 손목 결절종

손목관절은 결절종(ganglion)이 흔하게 생기는 관절입니다. 결절종은 주로 관절에서 기인하나 건, 건초, 활차 등에서도 발생할 수 있습니다. 결절종은 낭종 형태로 보이며 내부는 무에코, 벽은 평활하고, 후방음영증강(posterior enhancement)이 동반됩니다. 만성인 경우 내부에 복합에코나 격벽(septum)이 보일 수도 있습니다.

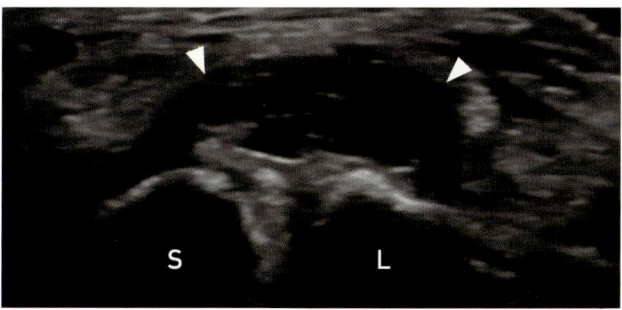

[그림 19] 손목 결절종 단축 영상 | 주상골(S)과 월상골(L)을 단축으로 스캔한 영상으로 두 관절 사이에서 확장된 결절종(arrowheads)이 무에코의 낭종(cyst) 형태로 보인다.

손목에서 가장 흔하게 결절종이 발생하는 부위는 주상골-월상골 관절의 손등 쪽입니다. 이 부위에서, 결절종은 돌출된 형태로 보이고 압박에 의해 약간 압착될 수 있지만 내용물이 단단하게 변하면 골극처럼 단단하게 만져지거나 압착되지 않는 경우도 있습니다. 초음파에서 장축과 단축 스캔에서 모두 관찰할 수 있는데, 무에코의 낭성(cystic) 결절종이 보이면서 입구가 주상골과 월상골 사이에서 기인하는지 확인합니다[그림 19].

6) 요골 골절

전위(displacement)가 비교적 큰 골절이라면 육안 또는 이학적 검사에서 충분히 골절을 의심할 수 있고 X-ray로 확진할 수 있습니다. 하지만 미세한 골절인 경우 X-ray에서 골절선이나 전위를 확인할 수 없기 때문에 치료가 늦어지는 경우가 많습니다.

반면에 초음파는 골절 진단에 우선적인 진단 방법은 아니지만 작은 골절이나 전위되지 않은 골절, 잠재 골절(occult fracture) 등 X-ray에서 확인하지 못한 골절을 진단할 수 있습니다. 초음파에서 골절의 진단기준은 골 표면의 불연속성과 어긋남, 골막하 혈종, 골절 부위의 압통, 주변 조직의 부종, 동적 스캔에서 골절선을 중심으로 양쪽 뼈의 분리된 움직임 등이 있습니다.

골절진단 시 초음파의 사용은 다수의 장점이 있는데 첫째 여러 방향에서 접근할 수 있으며

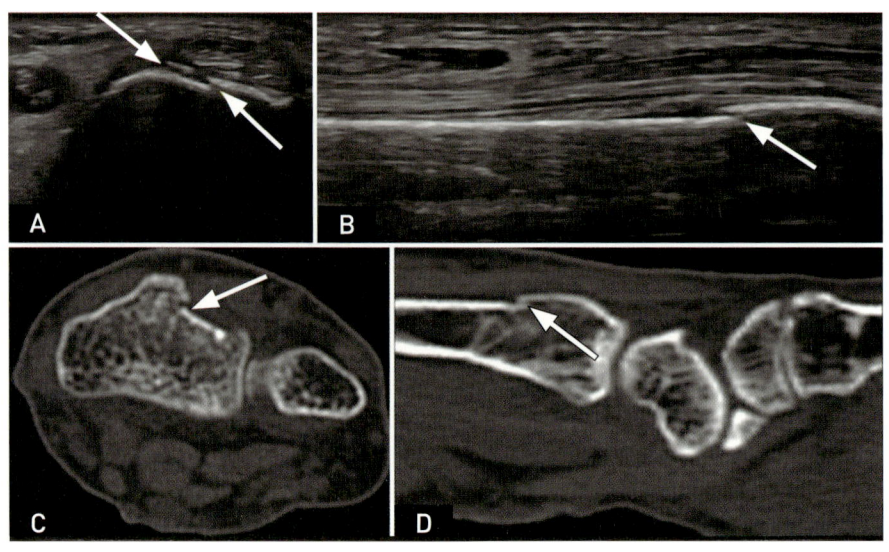

[그림 20] 요골 원위부 골절 | A는 요골 원위부 단축 영상, B는 장축 영상으로 미세한 골절선이 초음파 영상에서 확인된다. C와 D는 해당 부위의 CT imaging이다.

장축, 단축을 모두 관찰 할 수 있습니다. 둘째 스캔 도중 골절이 의심되는 부위를 정확하게 압박하여 통증이 재현되는지를 확인할 수 있습니다. 셋째 골막하 혈종의 존재를 확인할 수 있습니다. 혈종은 골절 부위를 중심으로 발생하여 골막과 주변 조직을 들어 올리는 형태로 초음파에서 쉽게 확인할 수 있습니다. 넷째 동적 스캔을 통해 골절선으로 보이는 부위의 양쪽 부분이 따로 움직이는지 실시간으로 확인할 수 있어 골절 진단의 정확도를 높여줄 수 있는 방법이 됩니다.

손을 짚고 넘어지는 등의 외상 후 손목 주변에 부종과 압통, 운동 제한이 발생했다면 요골 골절을 의심해야 합니다. [그림 20]은 외상으로 인한 손목 주변의 통증으로 내원한 환자로, 내원 전 촬영한 X-ray에서는 골절이 보이지 않았지만 초음파에서 골절이 확인되어 CT로 확진한 경우입니다.

7) 주상골 골절

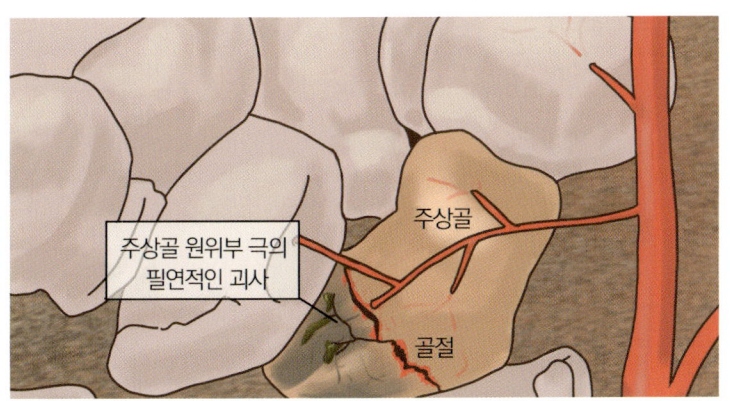

[그림 21] 주상골 횡단 골절로 인한 근위부 골편의 괴사 가능성

주상골은 외상에 의해 흔히 골절이 발생할 수 있습니다. 하지만 X-ray에서 골절 여부가 확인되지 않는 경우가 있으며, 특히 횡단 골절을 진단하지 못하고 방치하는 경우 주상골의 근위부가 혈류 공급을 받지 못하여 골 괴사가 생길 수 있습니다[그림 21]. 주상골은 해부학적 코담배갑(anatomical snuffbox)의 바닥을 구성하기 때문에 이 부위에 부종이 보이는 경우 주상골 골절이 발생했는지 확인해야 합니다.

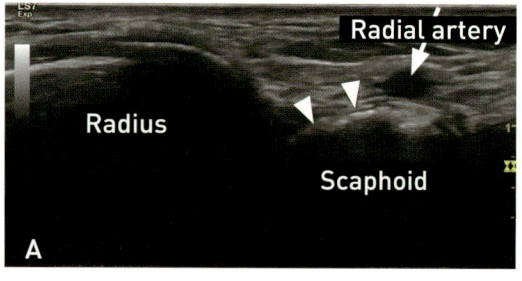 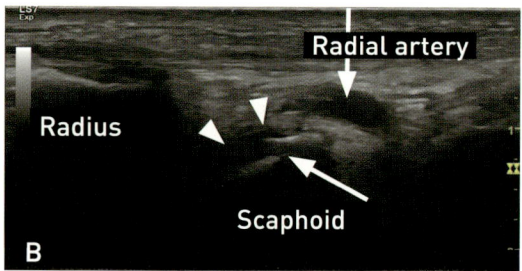

[그림 22] 주상골 골절 | Anatomical snuffbox를 장축으로 스캔한 영상으로 주상골(scaphoid) 표면의 골피질이 어긋난 형태(B, arrow)로 골절을 확인 할 수 있다.

초음파 스캔은 주상골의 전 범위를 확인하기 어렵지만 골절에 대한 높은 민감도를 보입니다. 두 가지 스캔 방법이 있는데, 첫째 요골의 원위부와 주상골을 장축으로 스캔하여 요골측 주상골 표면을 확인하는 것입니다[그림 22]. 주의할 점은 주상골의 요골측 관절면 부위에 뼈 표면의 정상적인 굴곡이 골절된 골피질로 보일 수 있다는 점입니다. 이 굴곡을 뼈의 연속성 소실로 판단할 수 있어서 주의를 요합니다.

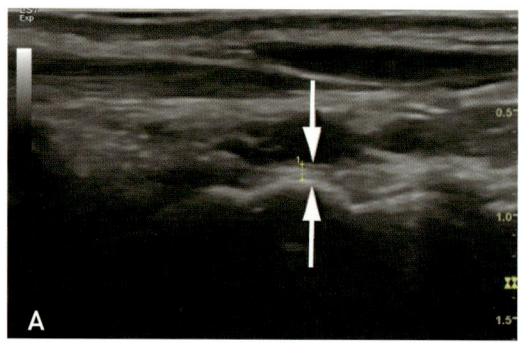 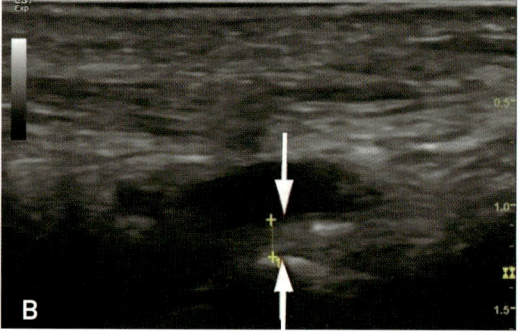

[그림 23] 장축 스캔에서 주상골 표면과 요골동맥 사이의 거리 측정 | 주상골 표면에 요골동맥이 가장 근접한 위치에서, 주상골 골피질에서 요골동맥까지 거리를 측정하면 건측(A)은 0.8 mm, 주상골 골절(B)은 1.8 mm로 큰 차이를 보인다.

주상골 골절을 간접적으로 판단할 수 있는 두 번째 초음파 소견은 주상골 표면과 요골동맥의 거리를 건측과 비교하는 것입니다. 요골동맥은 손목수준에서는 손바닥쪽을 주행하다가 주상골의 표면을 통과하여 손등 쪽으로 주행하는데요, 요골동맥과 주상골 사이에는 부종을 일으킬만한 연부조직이 거의 없어서 만약 주상골과 요골동맥 사이의 거리가 멀어진다면 이는 요골동맥 아래에 위치한 주상골의 골절로 출혈이나 부종이 발생한 것으로 의심할 수 있습니다[그림 23].

8) 수근관증후군

정중신경이 손목 부위에서 포착되는 병변인 수근관증후군은 초음파로 예민하게 판단할 수 있는 질환입니다.

신경이 포착되는 경우 압박되는 부위는 신경의 직경이 얇아지고 그 근위부는 직경이 커지면서 신경내부의 특유의 모양인 신경섬유모양(fascicular pattern)이 줄어들게 됩니다. 직경이 커진 부분이 저에코로 어두워지는 것도 또 하나의 초음파 소견입니다.

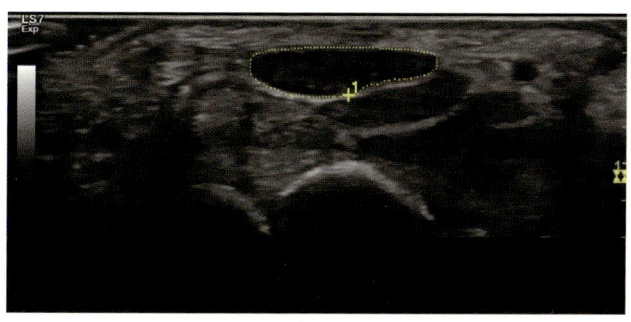

[그림 24] 정중신경의 단축영상에서 단면적 측정 | 정중신경에 대해 만성적으로 압박이 지속된 경우 압박되는 위치보다 근위부 신경은 단면적이 증가한다. 영상에서 정중신경의 단면적은 32 mm²로 측정되었다.

첫 번째 진단기준으로 제시하는 방법은 압박된 신경 자체보다는 두꺼워진 근위부의 신경 단면적을 측정하는 것입니다[그림 24]. 신경을 단축으로 스캔하기 위해서는 수근관의 입구라 할 수 있는 주상골과 두상골의 연결선상보다 근위부를 단축으로 스캔해야 합니다. 이 부위에서는 신경 아래에서 월상골이 돌출되어 보입니다. 신경의 단면적이 10 mm² 이상으로 측정되는 경우 원위부가 압박되고 있다고 판단합니다. 가장 두껍게 보이는 위치에서 단면적을 측정하며 건측과 비교해봅니다.

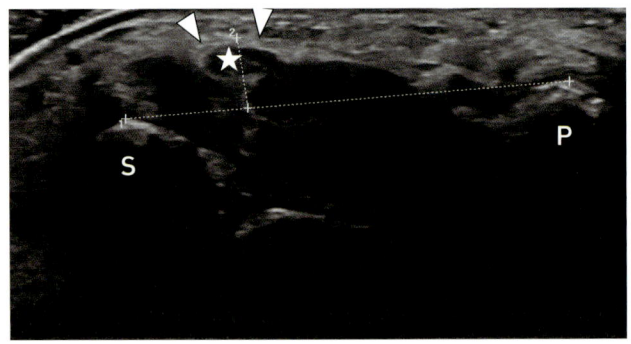

[그림 25] 수근관의 단축 영상 | 주상골(S)과 두상골(P)을 연결한 직선에서 횡수근인대(transverse carpal ligament, arrowheads)까지 거리가 5.2 mm인 환자의 영상이다. 정중신경(★)은 횡수근인대의 아래에서 확인할 수 있다.

두 번째 진단기준은 수근관의 내부 변화가 있는지 확인하는 방법입니다. 수근관 입구인 주상골과 두상골을 연결한 선에서 횡수근인대가 얼마나 밀려올라갔는지, 즉 수근관 내부의 부피가 증가하여 횡수근인대가 위쪽으로 밀려 이동한 정도를 평가합니다[그림 25]. 두 뼈를 연결한 선에서 횡수근인대의 바깥 경계가 가장 먼 부위까지의 거리를 재어서 4 mm 이상 밀려올라간 경우 신경이 압박될 정도로 수근관 내부 구조물의 용적이 증가했다고 판단합니다.

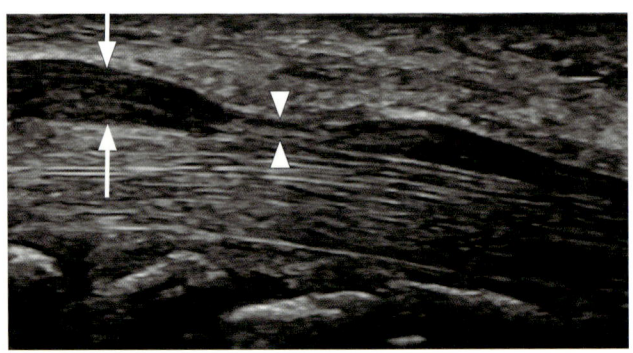

[그림 26] 손목관절 부위에서 정중신경의 장축 스캔 영상 | 압박이 발생하는 부위(arrowheads)에서는 신경의 직경이 얇아지고, 압박이 발생한 근위부 신경(arrows)은 두꺼워지는 변화를 보인다.

세 번째 진단기준은 정중신경을 장축으로 스캔하여 횡수근인대 밑에서 압박되어 얇아진 신경과 수근관으로 들어가기 전 직경이 커진 신경의 두께를 비교하는 것입니다[그림 26]. 두 부위의 두께가 두 배 이상 차이가 나면 신경이 횡수근인대 안에서 압박되고 있다고 볼 수 있습니다. 횡수근인대에 진입하는 부위에서 신경의 두께가 갑자기 얇아지는 변화를 보일 경우 'notch sign'이라고 하고, 횡수근인대를 빠져나오는 원위부에서 신경이 다시 두께를 회복하는 변화를 'inverted notch sign'이라 하며, 이는 초음파에서 볼 수 있는 압박의 특징적인 징후입니다[그림 26].

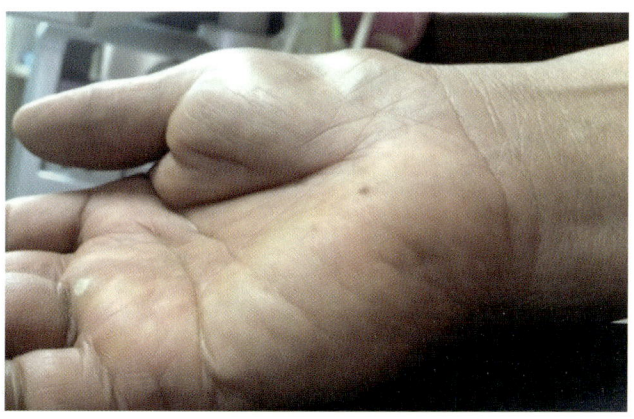

[그림 27] 만성적인 정중신경 압박에 의한 ape hand

정중신경의 압박이 만성화되면 엄지손가락 기저부의 무지구(엄지두덩, thenar eminence)의 위축이 발생합니다. 근육 위축이 엄지손가락 기저부에서 횡으로 보이며 이를 'ape hand'라고 합니다[그림 27].

이처럼 수근관증후군은 위에서 설명한 세 가지 진단방법으로 신경압박의 정도를 확인하고, 치료 후 다시 관찰하여 호전도를 판단할 수 있습니다.

3. 손

1) Gamekeeper's thumb

엄지손가락의 폭넓은 운동범위로 인해 중수지관절의 척측측부인대는 손상에 취약한 구조물이며, 특히 엄지손가락의 과도한 외전에 의해 이 인대의 손상이 발생할 수 있습니다.

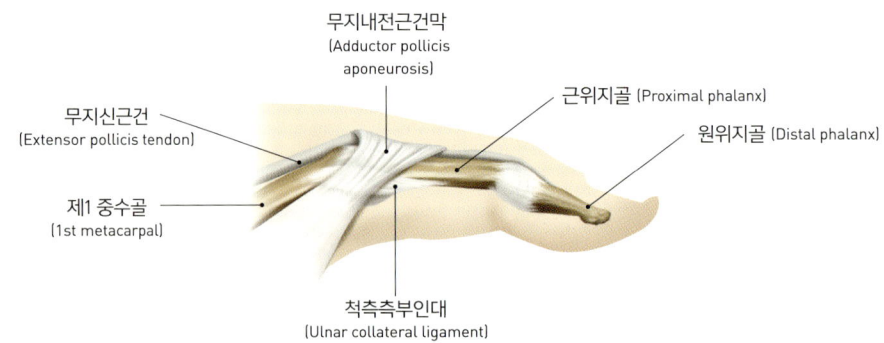

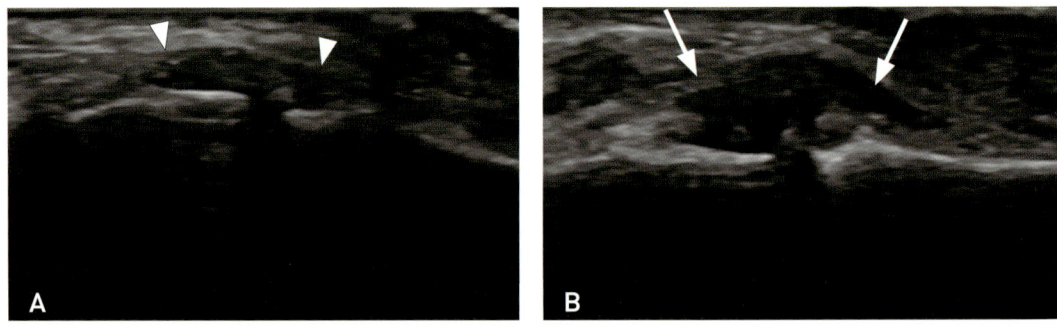

[그림 28] 엄지손가락 중수지관절의 척측측부인대 염좌(Gamekeeper's thumb)의 장축 영상 | 건측인 A의 척측측부인대(arrowheads)에 비해 염좌가 발생한 B의 척측측부인대(arrows)는 대칭적으로 부어있는 형태로 보인다.

엄지손가락 중수지관절의 척측측부인대는 무지외전건막(엄지벌림널힘줄, adductor pollicis aponeurosis)이 손등에서 시작되어 인대를 덮고 있으며, 인대의 파열은 건막과의 관계에 따라 두 가지로 구분합니다. 첫째, 파열된 인대의 양쪽 끝 부분이 건막 아래에 모두 위치하여 보존적 치료가 가능한 경우로 Gamekeeper's thumb라고 합니다. 초음파 검사에서 인대의 장축을 스캔하면 중수골-근위지절골 사이 관절 면을 중심으로 정상에 비해 두꺼워지고 저에코로 변화된 인대를 볼 수 있습니다. 보존적 치료가 가능한 경우 두꺼워진 인대의 범위가 대칭적으로 보입니다[그림 28].

둘째, 파열된 인대의 한쪽 끝(대부분 근위부)이 건막의 위쪽으로 전위된 경우입니다. 이때는 파열된 인대의 양쪽 끝이 건막의 위/아래로 위치하여 서로 만나지 못하므로 치유가 되지 못하고 관절의 불안정성이 지속되는 결과가 발생합니다. 이 증상을 'Stener lesion'이라고 합니다. 초음파에서 인대를 장축으로 스캔하면 관절 면을 중심으로 비대칭적으로(대부분 근위부가 두꺼워진 상태) 한쪽이 두껍게 뭉친 모양으로 보입니다[그림 29]. 이 증상은 보존적 치료로 인대의 회복이

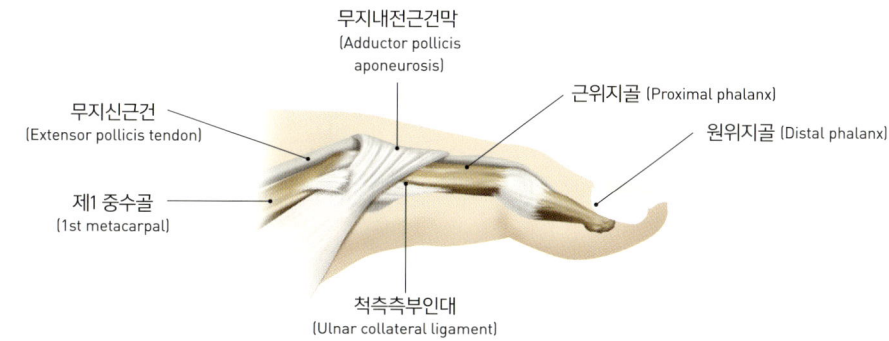

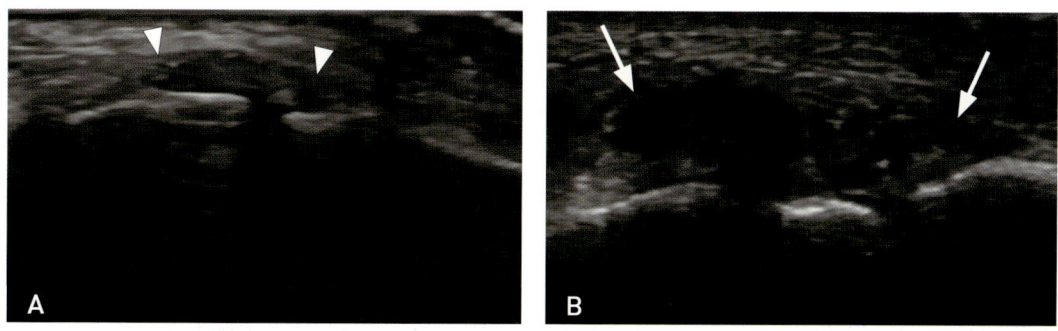

[그림 29] 엄지손가락 중수지관절의 척측측부인대 완전 파열과 전위(Stener lesion)의 장축 영상 | 건측인 A에 비해 B에서는 인대의 파열과 전위로 인해 한쪽으로 뭉쳐서 두꺼워진 형태(arrows)의 인대가 저에코로 보인다.

어려운 상태로 관절의 불안정성이 지속될 수 있으므로 수술적 치료가 필요합니다.

2) 시상대 손상

시상대(시상띠, sagittal band)는 중수골-근위지절골 관절에 위치하면서 신근건을 지지해주는 구조물로, 손가락을 굴곡하여 주먹을 쥘 때 신근건이 뼈의 정점에 위치하도록 잡아주는 역할을 합니다[그림 30, 31]. 반복적인 마찰이나 급성적인 염좌에 의해 시상대의 파열이 발생할 수 있는데, 요측 면이 약하기 때문에 파열이 쉽게 일어나서 주먹을 쥐거나 손가락을 굽힐 때 신근건이 제자리에 위치하지 못하고 척측으로 아탈구됩니다[그림 30]. 권투선수에게 흔한 증상이므로 'Boxer's knuckle'이라고도 합니다.

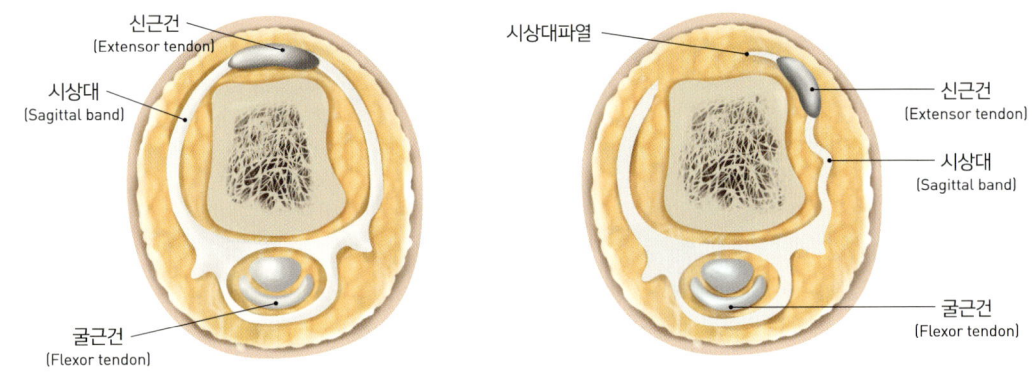

[그림 30] 정상 시상대와 시상대파열의 모식도 | 중수지관절(MCP joint)의 횡단면 모식도로, A는 수지신근건에 부착된 시상대를 보여준다. B는 시상대가 파열되어 신전근이 정상위치에서 벗어나는 아탈구를 확인할 수 있다.

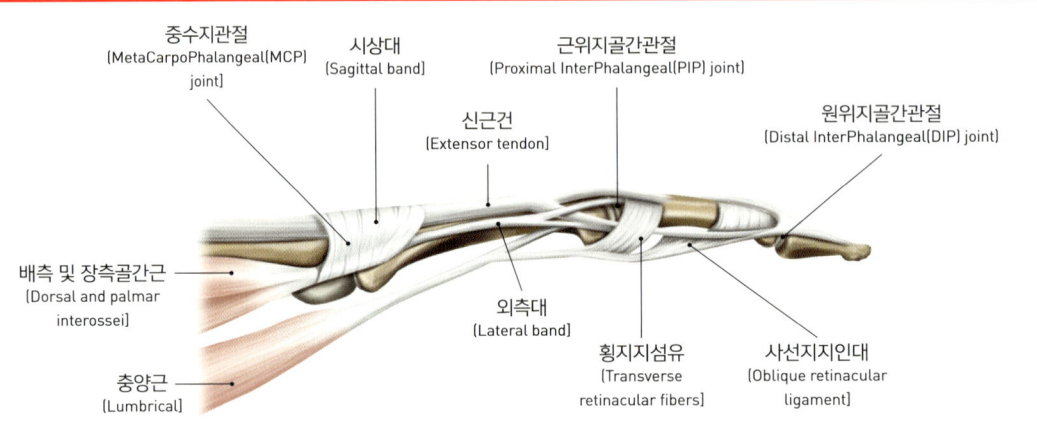

[그림 31] 손가락의 신전근건과 시상대의 모식도

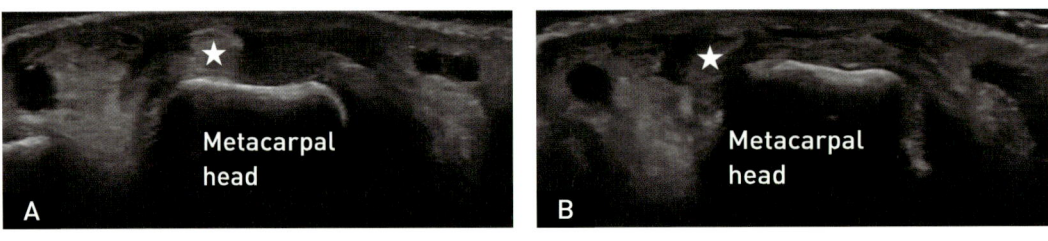

[그림 32] 시상대 파열의 단축 영상 | 손가락의 중립자세(A)에서 신전근건(★)은 중수골 표면 위 정상적인 위치에서 보인다. 손가락을 굴곡 시키면서 스캔(B)을 하면 신전근건이 중수골 표면에서 아래쪽으로 이동하는 아탈구를 확인할 수 있다.

손가락의 배측에서 육안으로도 건의 아탈구를 확인할 수 있으며, 초음파에서는 동적 스캔을 통해 확인해야 합니다. 관절이 신전된 상태에서는 아탈구가 된 신근건이라도 관절의 위쪽 가운데 위치하기 때문입니다. 동적 스캔은 probe를 중수골-근위지절골 관절 위에서 단축으로 시행합니다. 손가락을 서서히 굴곡하면서 신근건이 뼈 위에 위치하지 못하고 낮은 쪽으로 이동하는지 살펴서 아탈구를 확인할 수 있고 다시 신전할 때 신근건이 제자리로 돌아오는지 확인합니다[그림 32].

3) 탄발지

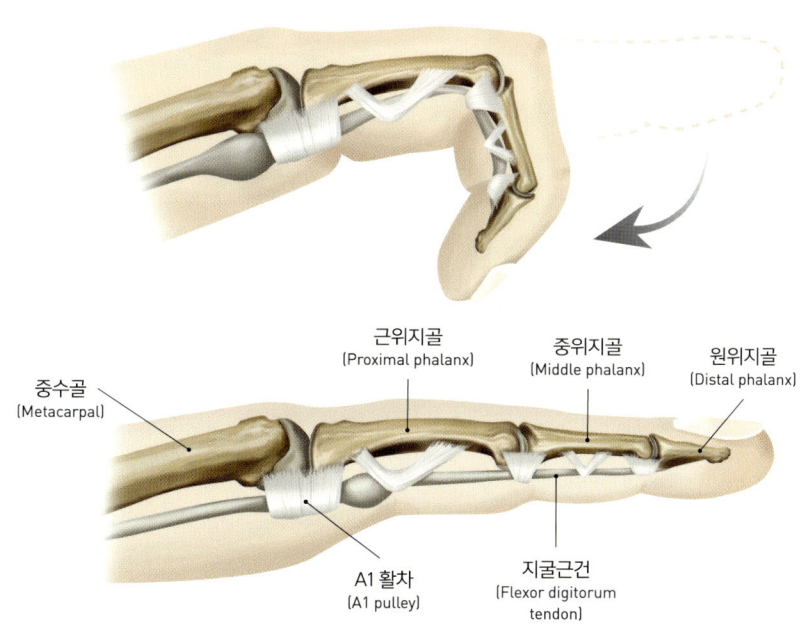

[그림 33] 탄발지의 모식도 | 수지굴근의 직경 증가나 활차의 두께 증가로 인한 협착으로 이동이 제한된다.

탄발지(방아쇠 손가락, trigger finger)는 과사용으로 인해 발생하는 협착성 건초염(협착성 힘줄집염, stenosing tenosynovitis)이 주요 병리입니다. 활차(pulley)에 의해 고정되어있는 수지굴근이나 건초가 두꺼워지면서 정상적인 활주를 하지 못하고 활차에 걸리게 되면 손가락의 굴신이 원활하지 못하고 걸리는 느낌이 나거나 능동적인 굴신이 불가능한 경우도 발생합니다[그림 33].

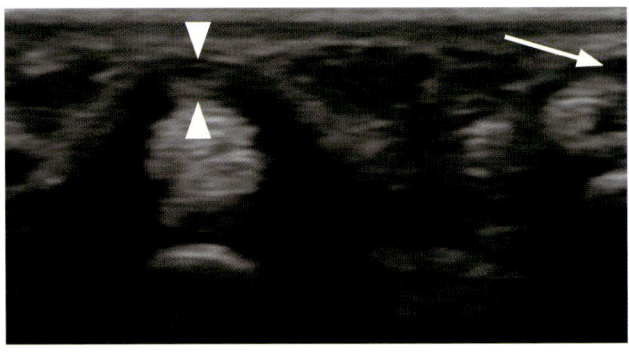

[그림 34] 탄발지 환자의 A1 활차 단축 영상 | 병변이 있는 손가락 활차(arrowheads)의 두께는 정상(arrow)보다 두껍게 보인다.

초음파검사는 단축 영상을 먼저 평가하는 것이 좋습니다. A1 활차 위에서 단축으로 건의 단면을 스캔한 후 건 위쪽을 둘러싼 활차를 평가합니다. 많은 경우 방아쇠 수지가 있는 손가락의 A1 활차가 정상 손가락의 활차에 비해서 두꺼워진 차이를 보이게 됩니다[그림 34].

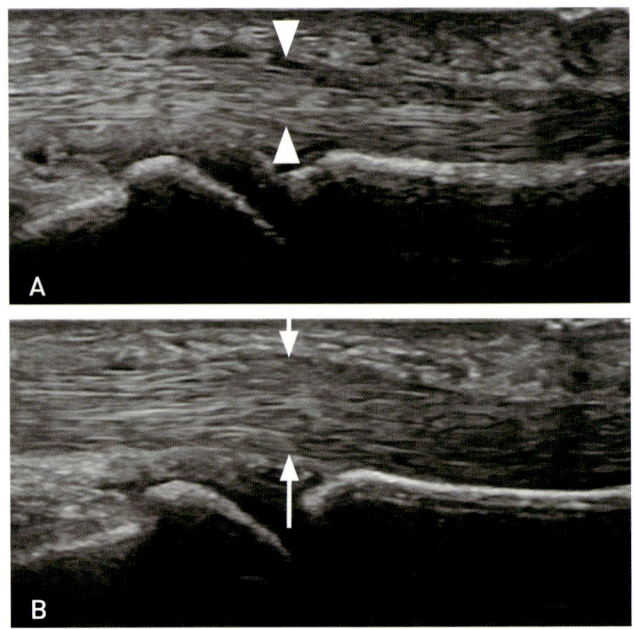

[그림 35] 탄발지 환자의 수지굴근을 중수골관절 위쪽에서 장축 스캔한 영상 | 동적 스캔으로 수지굴근이 움직이는 동안 얻은 정지 영상으로 정상 영상인 A는 수지굴근이 정상적인 두께(arrowheads)로 움직인다. B는 탄발지 증상을 보이는 부위로서, 수지굴근이 움직이는 동안 활차를 통과하지 못하면서 두꺼워지는 변화(arrows)를 보인다.

장축 영상에서는 동적 스캔을 이용하여 건의 활주를 평가할 수 있습니다. 건의 중심부를 장축으로 스캔하면 활차의 단면은 중수골-근위지절골 관절면 위치에서 저에코의 얇은 선으로 건의 위쪽에서 확인할 수 있습니다. 활차를 중심으로 손가락을 약간 굴신하면 건이 활차 아래에서 앞뒤로 미끄러져 움직이는 것을 볼 수 있습니다. 방아쇠 수지 증상이 있는 경우 건이 활차의 밑을 매끄럽게 지나가지 못하고 활차의 앞과 뒤에서 직경이 일시적으로 두꺼워지는 형태로 보입니다[그림 35]. 두꺼워지는 건을 확인하는 것 보다는 건의 직경이 증가하여 건 위쪽의 피하조직이 밀려올라가는 것을 확인하는 것이 더 용이합니다. 탄발지는 1-4-3-5-2번 손가락 순으로 빈발하는 경향을 보입니다.

4) 등반가의 손가락

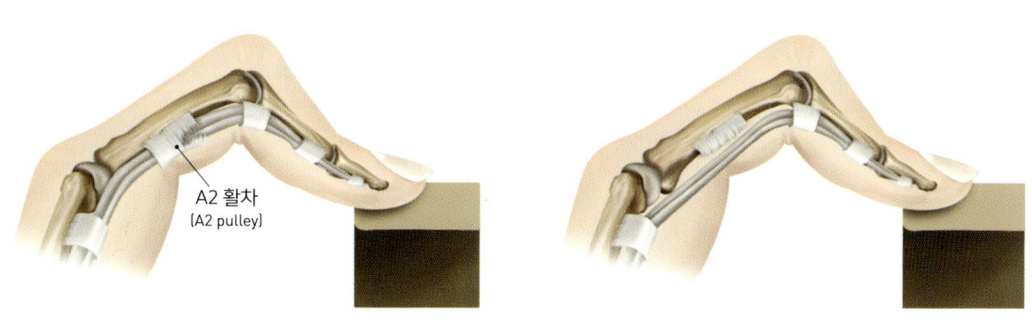

[그림 36] 등반가의 손가락 모식도 | A그림은 A2 활차의 부분파열로 수지굴근의 이동은 보이지 않으나 B그림처럼 완전 파열이 발생한 경우 수지굴근은 근위지절골에 고정되어있지 못하고 손바닥쪽으로 이동한다.

수지굴근은 A1부터 A5까지의 활차에 의해 손가락뼈에 고정되어 있습니다. 손가락을 빠르게 굴곡하거나 과한 굴곡력을 지속적으로 사용할 경우 활차가 파열될 수 있습니다. 특히 암벽등반과 같이 손가락으로 모든 체중을 지탱해야 하는 경우 쉽게 파열을 일으킬 수 있어서 등반가의 손가락(climber's finger)이라 불립니다[그림 36]. A2 활차가 가장 흔하게 파열되며 손가락을 저항굴곡 시킬 때 수지굴근이 근위지절골에서 멀어져 손바닥 측으로 돌출되는데, 활시위와 비슷한 모양이라 하여 'bowstring sign'이라고 합니다.

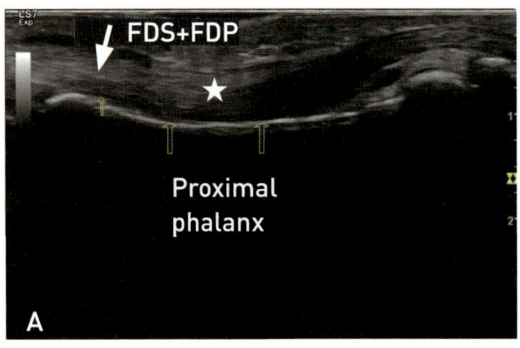
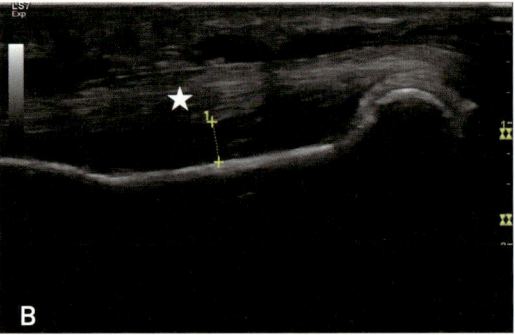

[그림 37] A2 활차 부위에서 수지굴근의 장축 스캔 | A영상은 건측 수지굴근의 장축 영상으로 근위지절골 표면에 접하여 주행하는 것을 볼 수 있다. A2 활차가 파열된 B영상에서 수지굴근은 근위지절골 표면에서 거리를 두고 주행한다(★). B에서 수지굴근과 근위지절골 사이의 간격은 3.3 mm로 측정되었다.

초음파를 이용하여 근위지절골의 손바닥 측에서 장축으로 건을 스캔합니다. 정상적인 상태에서 건은 A2 활차에 의해 뼈에 밀착되어 있습니다[그림 37,A]. 정상에서는 손가락을 저항굴곡하여도 뼈와 건 사이의 간격은 거의 벌어지지 않습니다. 그러나 A2 활차가 파열된 경우 뼈와 건 사이에 간격이 생기고 저항굴곡을 하면 건이 뼈에서 더욱 멀어지는 것을 확인할 수 있습니다. 뼈와 건 사이의 간격이 1 mm 이상으로 벌어지면 A2 활차가 파열되었다고 판단합니다[그림 37, B].

5) 수지굴근 건초염

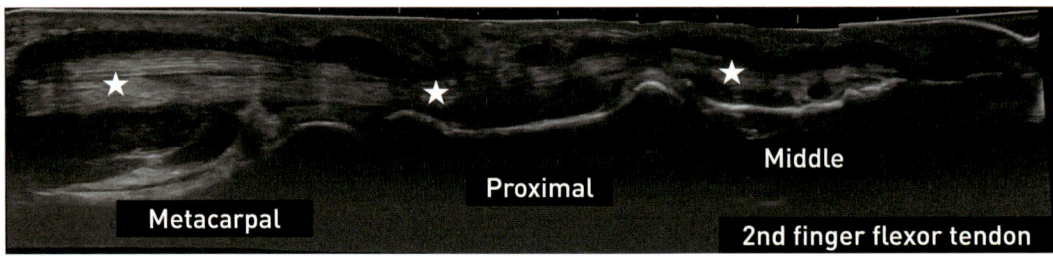

[그림 38] 수지굴근 건초염의 장축 스캔 영상 | 수지굴근건(★) 주위로 건초 내 저에코 삼출액이 건을 둘러싼 형태로 보인다.

수지굴근의 건초염은 건초 내에 윤활액이 증가한 상태로 초음파에서 확인되며, 해당 손가락의 손바닥 측에 종창이 발생하게 됩니다. 수지굴근 건초염이 다른 부위의 건초염과 다른 점은 수지굴근이 활차에 의해 고정된 부위는 압박이 되므로 윤활액의 증가가 연속되어 보이지 않는다는 것입니다. 초음파에서 그 부분을 확인할 수 있는데, 건초염이 있는 수지굴근을 장축으로 스캔하면 건 주위로 저에코의 윤활액 증가가 보입니다. 활차가 위치한 곳에서는 압착되어 윤활액이 잘 보이지 않고 고정되지 않는 부위에 윤활액이 모여 있는 형태로 보입니다[그림 38].

6) 손가락 골절

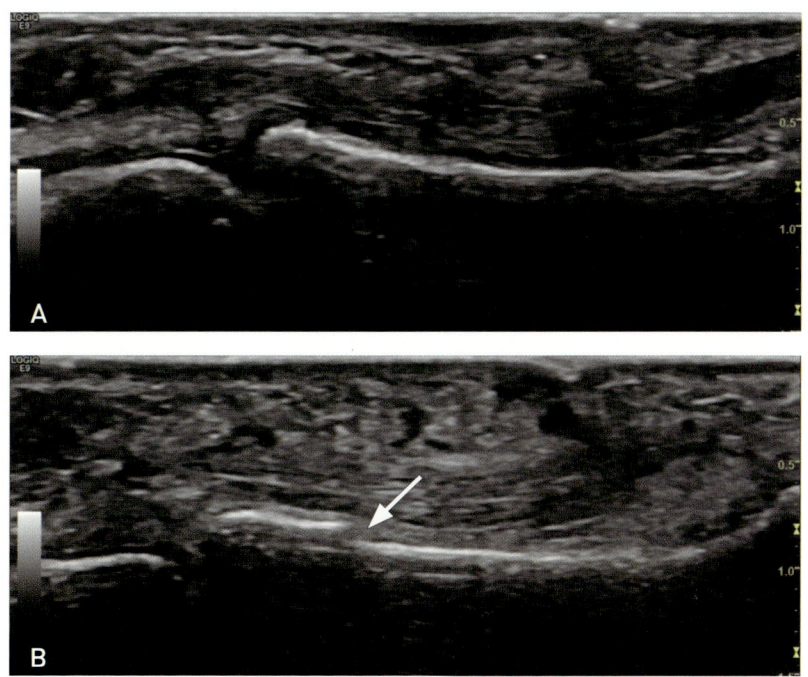

[그림 39] 5번째 손가락 근위지절골 골절 | 건측 A영상에서 연속성을 보이는 근위지절골의 골피질을 보이지만, 골절이 발생한 B영상에서는 근위지절골 골피질에 간극(arrow)이 보인다.

손가락의 골절은 뼈와 피부 사이에 연부조직이 얇아서 초음파에서 비교적 정확하게 진단할 수 있는 병변입니다. 외상의 병력이 있을 때 압박에 의한 통증부위를 중점적으로 스캔하면 어렵지 않게 진단이 가능합니다[그림 39].

단, 손가락의 뼈는 다른 큰 뼈들에 비해 골피질의 굴곡이 많고 골극 등이 쉽게 발생하는 부위이기 때문에 골절이 아닌 다른 병변들과 감별하는 것이 중요합니다. 따라서 건측과 비교해 보는 것이 반드시 필요합니다. 골절의 진단기준은 '요골골절'에서 설명해 드렸습니다.

지금까지 팔꿈치, 손목, 손의 초음파 스캔과 대표적으로 확인할 수 있는 질환에 대해 설명해 드렸습니다. 사실 초음파를 한 번도 접해보지 않은 분들이라면 오늘 강의가 조금 어려울 수 있을 것 같습니다. 하지만 초음파는 한의 진료에서 큰 부분을 차지하는 근골격계 질환의 정확한 진단과 치료 계획을 제공할 수 있는 장점이 있습니다. 인체에 미치는 위험성이 전혀 없는 진단방법으로 다른 어느 검사보다 안정적으로 인체를 정확하게 진단할 수 있는 방법이기도 합니다. 도전해 보시길 바라며 경청해 주셔서 감사합니다.

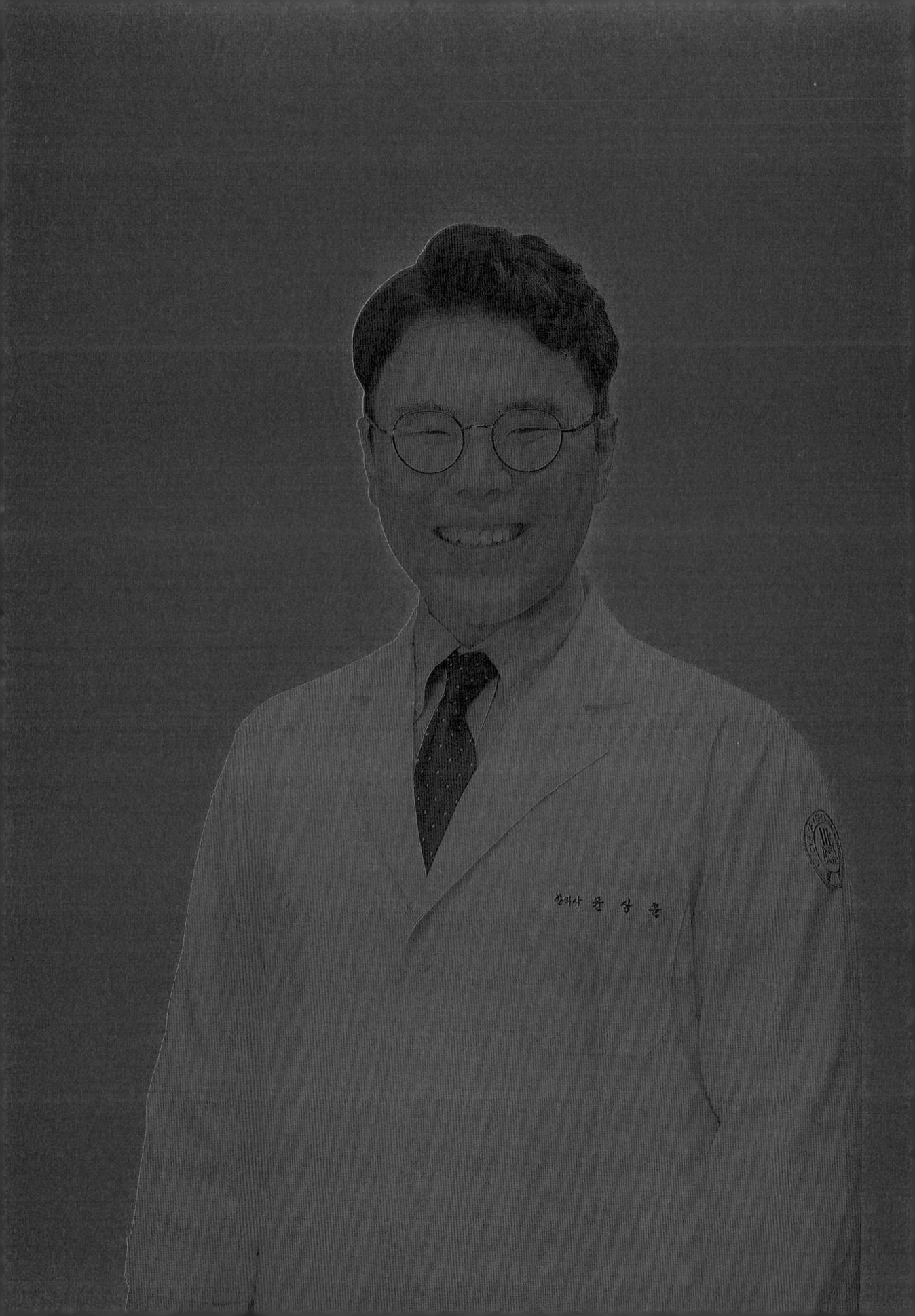

윤상훈 원장

과학자를 꿈꾸던 중학생이었지만 우연히 한의대에 들어왔다. 2011년 원광대학교 한의과대학을 졸업하고, 공중보건의사로 일하면서 평생 어떤 진료 분야에 매진할지 고민하던 중 은사님인 이건목 교수님을 만났다. 그렇게 도침(刀鍼)의 매력에 빠져 현재 8년째 환자에게 시술하고 있다. 과학자가 꿈이었던 만큼 근거중심의학(Evidence-based medicine)에 심취해 논문에 빠져들었고, 현재는 청연중앙연구소에서 선임연구원으로 일하고 있다. 누가 보면 연구만 하는 것 같지만 청연한방병원에서 거의 풀타임 진료 중이라 연구는 주로 야간과 주말에 이루어진다. 현재까지 주저자로 도침과 관련된 5편의 SCIE급 논문을 발표하였으며, 9편의 KCI 논문을 발표하였다. 연구는 이제 초심자인 만큼, 열심히 배우며 익히는 중이다. BMJ open reviewer, 한의학융합연구정보센터 Information Provider로도 활동하고 있다. 임상과 연구의 간극을 메우기 위해 임상에 도움이 되는 연구를 진행하고, 연구한대로 진료하는 것이 꿈이다.

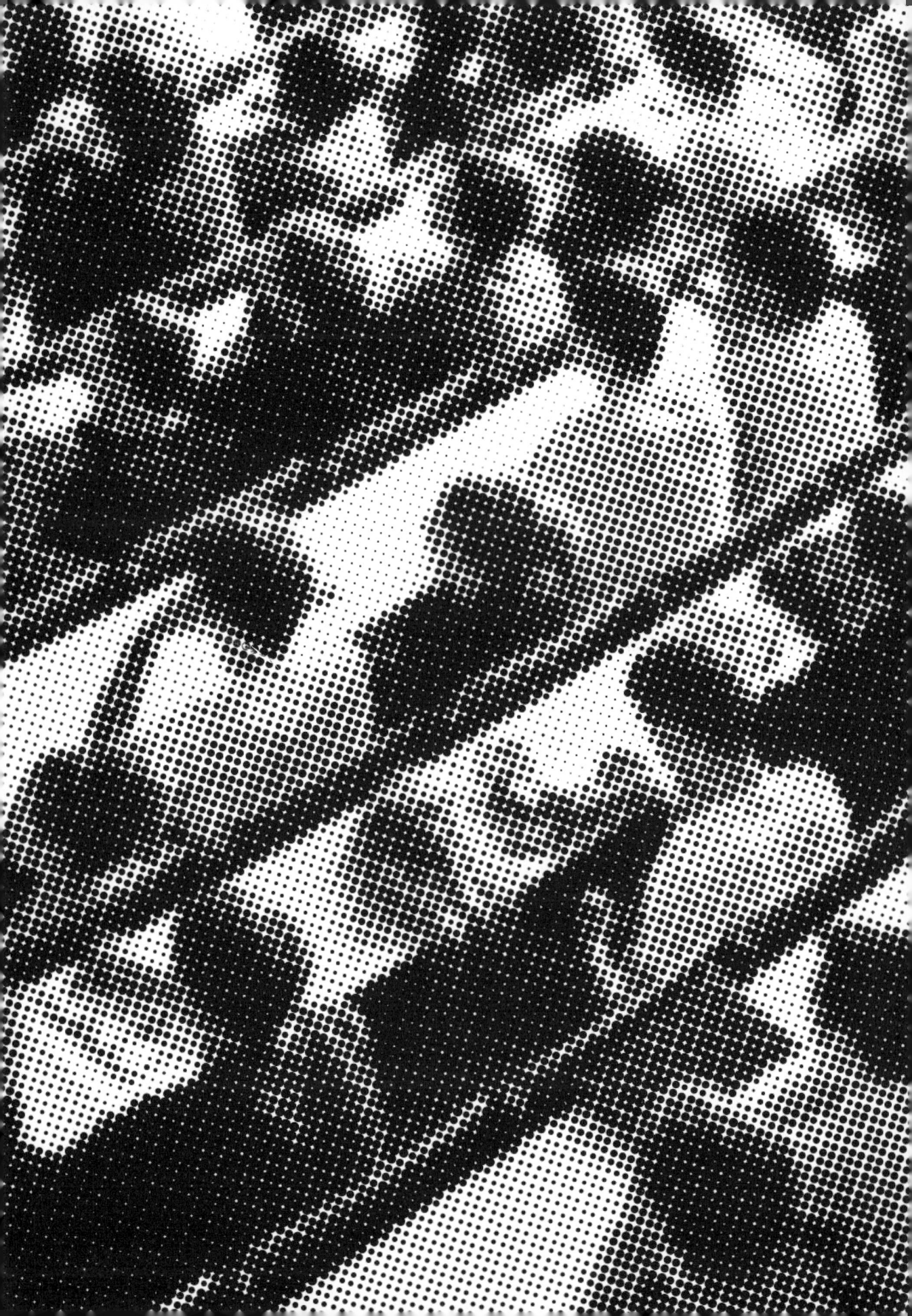

3교시

팔꿈치, 손목, 손가락의 도침치료

강의 시작해 보도록 하겠습니다. 윤상훈입니다. 반갑습니다. 쉬셔야 하는 일요일에 고생이 많으십니다. 그리고 와주셔서 너무 감사합니다. 제가 할 부분은 도침치료에 대한 부분인데 최대한 재밌게 풀어보도록 하겠습니다. 빨리 내용으로 들어가 보죠.

 오늘은 도침의 연구현황을 토대로 치료 기전과 효능 범위까지 풀어보겠습니다. 그다음에 흉곽출구증후군, 테니스 엘보, 골프 엘보, 수근관증후군, 손가락 관절염, 탄발지 등 도침이 효과적으로 사용될 수 있는 질환 위주로 설명해보겠습니다.

총론: 도침 개론 (연구 현황 및 치료 영역)

1. 도침의 연구현황

제가 도침을 배우기 위해서 중국에 간 것은 모두 네 번입니다. 북경(北京, Beijing)에 세 번, 그리고 마지막에 강소성(江蘇省, Jiangsu)의 남경(南京, Nanjing)에 갔습니다. 북경 방문 때 관계자들이 "침의 본고장은 남경이다, 남경이 본류다."라고 말하는 걸 많이 들었고, 침도요법의 창시자인 주한장 교수도 강소성 출신이기 때문에 남경으로 향했습니다.

[그림 1]에서 보이는 건물은 남경에서 가장 큰 남경 강소성 병원입니다. 강소성의 인구는 7900만 명이고, 이 병원의 하루 외래환자는 22만 명입니다. 성(省) 자체가 우리나라

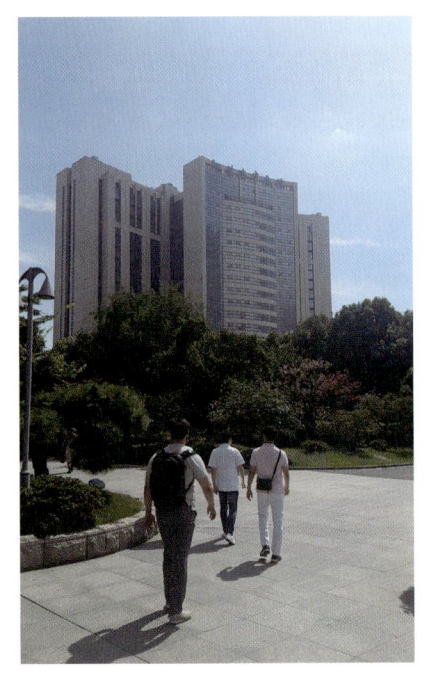

[그림 1] 남경 강소성 병원 전경

보다 큰데 3차 한방병원이 이 병원밖에 없어서 환자가 많습니다.

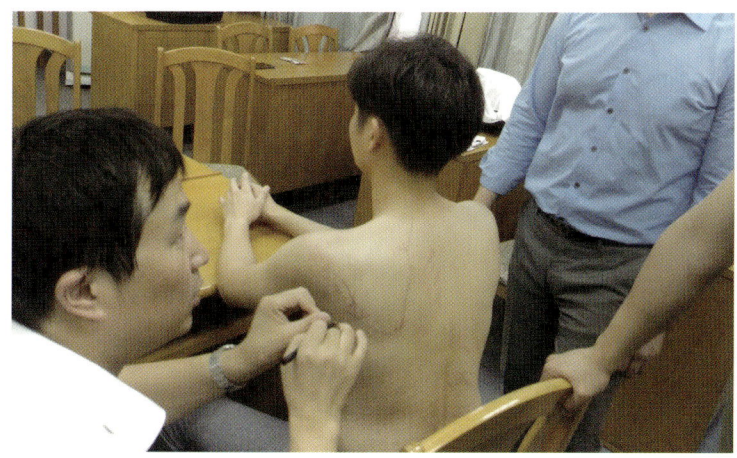

[그림 2]

　　[그림 2]에서 보이는 사람은 리카이핑(李開平)이란 분인데, 중국에서 침도 교과서까지 집필에 참여하는 유명한 분입니다. 이분이 진료하는 것을 제가 이틀 동안 참관했는데, 도침에서도 특히 침도결합촉격술(鍼刀結合觸激術)의 대가였습니다. 침도결합촉격술이란 신경을 도침으로 건드려서 신경근병증(radiculopathy)을 치료하는 방법으로, 요추 추간판 탈출증이나 협착증과 같이 신경통을 호소하는 경우 도침으로 신경을 자극합니다(陸瑩, 2017). 특히 찌릿한 자극감이 올 때까지 도침을 제삽(提揷)하는 모습이 인상적이었습니다.

　　그 당시 '도침으로 신경을 건드려도 안전한가요?'라는 질문에 '카데바를 해부한 후 요추 신경에 직접 찔러보는 등 실험해 보았는데 안전했다.'고 답해주셨던 것이 기억에 남습니다.

　　[그림 3]은 중의사들이 수술하는 모습을 참관하는 사진입니다. 복부를 절개하고 담낭을 절제하는 시술 등을 직접 참관했는데 중의사가 이런 수술을 집도한다는 점이 정말

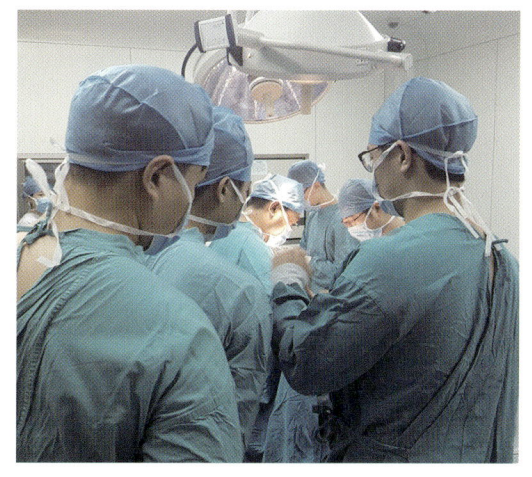

[그림 3]

놀라웠습니다. 중국 정부의 중의학에 대한 제도적 지원이 정말 부러웠습니다.

1) 도침치료 메타분석 연구현황

도침치료 메타분석 논문 현황

경추증 2편, 슬관절염 4편, 근막동통증후군 1편, 동결견 1편, 탄발지 2편, 요추 협착증 2편, 요추 추간판 탈출증 1편

검색일: 2017. 11. 07.
검색전략: Pubmed, EMBASE, CENTRAL, CNKI, OASIS, RISS, Google Scholar
검색어: acupotomy OR acupotomology OR acupotome OR needle knife OR needle scalpel OR miniscalpel OR stiletto needle OR sword like needle OR mini needle knife OR xiaozhendao
(searched by 권찬영)

[표 1] 중국 침도 치료 연구 현황

중국에서 침도[1]가 시작된 것은 1976년이고, 현재는 하루에 36만 명이 침도 치료를 받고 있습니다(Liu, 2017). 그리고 권찬영 원장님의 도움으로 최근 연구현황을 검색해보니 메타분석이 총 12편 있었습니다[표 1]. 이를 보시면 연구가 상당히 많이 이뤄지고 있습니다. 메타분석이 진행된 연구의 주제를 보면 경추증, 슬관절염, 근막동통증후군, 동결견, 탄발지 등으로 침과는 다르게 대부분 만성 통증에 사용된 것을 볼 수 있습니다. 통증 발생 기간이 최소 1달 이상 장기화 될 때 사용하면 효과가 좋습니다.

다만 메타분석의 질을 평가하는 도구인 AMSTAR(A MeaSurement Tool to Assess systematic Reviews)를 이용해서 분석한 연구 결과에 따르면(김수영, 2011), 포함된 연구의 질이 좋진 않더라고요. 앞으로는 한국과 중국에서 질 좋은 연구가 많이 나와야 하겠죠? 그래도 도침이 만성 통증에 효과적이고 연구가 많이 이뤄지고 있다는 것은 확실해 보입니다.

---

[1] 현재 우리나라 건강보험엔 도침이 등재되어 있기 때문에 우리나라 내에서 술기를 지칭할 땐 도침요법이 맞아 보입니다. 도침은 과거의 도자기 침으로, 우리가 배농, 사혈이나 병리 조직 제거를 목적으로 도자기 편을 이용해 피부를 절개하는 행위를 가리킵니다. 그래서 날카로운 칼이 결합된 침으로 인체를 절개하는 침도 역시 도침의 분류 안에 들어간다고 보는 것이 타당합니다(윤상훈, 2018).

2) 근막통증증후군에서의 도침 사용

항목	치료도구
More Effective for pain intensity	scraping combined with warming acupuncture and moxibustion
More Effective for PPT	miniscalpel-needle
More Effective for ROM	electro-acupuncture
More risk for adverse events	trigger points injection with bupivacaine

※ PPT: Pressure Pain Threshold ※ ROM: Range Of Motion

[표 2]

[표 2]는 2017년 Pain Physician에 실린 논문의 표입니다(Li, 2017). 근막통증증후군 치료 술기의 효과를 33개의 RCT를 이용해서 비교했습니다. 보시면 통증의 강도를 가장 잘 낮추는 치료는 scraping(괄사요법)과 함께 따뜻하게 온침을 놔주면서 뜸을 떠주는 것입니다. 여러 자극으로 교란하면서 풀어주면 통증이 확 나아지는 것입니다. 그다음에 PPT는 Pain Pressure Threshold의 약자로 압통점의 민감도를 조사한 항목인데, 이를 가장 잘 개선하는 것은 도침이라고 보고하였습니다. Miniscalpel-needle은 도침의 영문명중 하나입니다. Miniscalpel-needle이외에도 acupotomy, needle-knife, miniscalpel-acupuncture와 같이 여러 명칭으로 불리고 있습니다(Yoon, 2017). 그다음 ROM(Range Of Motion)을 개선하는 데 효과적인 것은 전침입니다. 안타깝게

압통점에 자입하기

압통과 밀접한 질환은 근막통증증후군이다. 근막통증증후군의 진단기준은 영상의학적이나 신경학적으로 문제가 없는데 환자가 국소부위의 통증을 호소하고 압통이 명확한 것이다. 비록 최근에 근막통증증후군이 그 기전에서 많이 비판받고 '근거가 없다.'는 얘기가 나오고 있지만, 실제로 한의원에 많이 내원하는 환자군이다.

도침을 적용할 때 제일 중요한 것을 하나만 꼽으라고 한다면 '눌러서 아픈 곳을 찾아서 자입하라.'이다. 임상에서도 근막통증증후군을 개선하는 효과가 뛰어나며, 만약 압통점이 확실하게 있다면 도침으로 치료해주는 것이 좋다. 그리고 도침을 연구한 논문 중 근막통증증후군에 관련된 SCI(E) 논문이 다수 존재하는 것으로도 압통에 대한 도침의 효과를 간접적으로 알 수 있다.

도 부작용이 가장 많은 것은 부피바카인(bupivacaine), 리도카인(lidocaine) 등의 국소마취제라는 것을 확인 할 수 있습니다. 이러한 네트워크 메타분석이 굉장히 의미가 있다고 보고, 실제 임상에서 느끼는 각 치료별 효과도 이와 가깝다고 생각합니다.

그러면 이제 도침이 어떻게 압통을 제거하는지 그 기전들을 알아보겠습니다.

2. 도침의 치료 기전

1) 퇴행성 슬관절염에 대한 일반침과 도침의 비교

첫 번째로 중국의 군 병원에서 퇴행성 슬관절염에 대해 일반적인 침 치료와 도침 치료를 비교한 연구를 살펴보겠습니다(Lin, 2014). 이 연구에서 도침은 6일 간격으로 총 2회 시술하고, 일반 침은 5일 동안 매일 치료한 후 2일 휴식, 그다음 5일간 매일 총 10회 치료하였습니다. 각각의 치료 이후 어느 군이 더 잘 나았는지 기능 점수를 조사하고 활액 안에서 염증 물질의 농도가 어떻게 변화하는지도 측정하였습니다.

[표 3]을 보면 아픈지 한 달 내외나 초기 관절염과 같이 관절염이 심하지 않은 Ⅰ기에서는 일반 침 치료의 효과가 좋았습니다. 실제로도 아픈지 얼마 안 된 사람들은 도침으로 건들면 더 아플 수가 있습니다. 반면에 Ⅲ~Ⅳ기에서는 도침 치료군이 일반 침 치료군에 비해서 더 나은 치료 효과를 보입니다. 또한 도침 치료군에서, 특히 Ⅲ~Ⅳ기에서 염증 물질인 IL-1β, IL-6, TNF-α의 감소가 침 치료군보다 더 크게 나타났습니다.

다만 본 논문에 통계적으로 유효하다고 별을 표시했는데 사실 통계적으로 약간의 문제가 있습니다. 군을 네 개로 나눠서 네 개의 군을 각각 비교해서 그런데요. 이렇게 여러 번 통계(t-test)를 거치면 다중비교의 오류에 빠지게 됩니다. 그리고 마지막 군은 17명밖에 안 되기 때문에 등분산성을 만족하지 못할 확률이 높습니다. 그런데도 등분산성 검사도 안 하고 그냥 통계를 돌렸죠. 이러면 결과가 유효하다고 볼 수 없습니다.

그 대신 각각의 수치와 평균(mean)을 보면 경향성을 파악할 수 있고, 종합하여 보면 '도침이 만성질환일 때와 통증이 오래됐을 때 효과가 좋고, 오히려 급성기나 Ⅰ기일 때는 침이 효과가 좋다.'라고 말할 수 있습니다. 이를 표현하고 싶어서 네 개의 군으로 분류해서 각각을 비교한 것이라고 생각합니다.

군	총 환자수 (명)	관절염 정도	환자수 (명)	효과 정도(명)				호전율 (%)	유효율 (%)
				아주 좋음	좋음	약간	나쁨		
도침 치료군	76	I	26	5	12	6	3	65.38	88.46
		II	32	3	12	11	6	46.88	81.25
		III	42	0	7	26	9	16.67	78.57*
		IV	17	0	1	10	6	5.88	64.71*
일반침 치료군	75	I	23	3	11	7	2	60.87	91.30
		II	38	2	15	13	8	44.74	78.95
		III	38	0	4	19	15	10.53	60.53
		IV	17	0	1	6	10	5.88	41.18

※ 호전율 = 아주 좋음+좋음 / 환자수 ※ 유효율 = 아주 좋음+좋음+약간 / 환자수
※ $P<0.05$, compared with the effective rate in the control group.

[표 3]

제가 볼 때 논문의 저자는 굉장히 임상을 잘하시는 분 같습니다. 다만 통계처리를 더 신경 썼다면 더 좋은 논문이 됐을 거란 생각에 조금 아쉬운 면이 있습니다.

2) 요통을 유발시킨 쥐에서 전침과 도침의 비교

다음은 요통 모델을 대상으로 한 연구들을 살펴보겠습니다. Guo의 연구입니다(Guo, 2014). 북경 중의대 교수님인데 논문을 굉장히 많이 쓰십니다. 이 논문은 요통을 유발시킨 7마리 쥐를 대상으로 시술 전과 후에 만성 통증 물질인 NOS(Nitric Oxide Synthase, 산화질소 합성 효소)와 베타엔돌핀(beta-EndorPhin; β-EP)의 수치를 비교합니다. 시술은 전침군과 도침군으로 나누어 실험을 진행하는데요, 전침은 2주 동안 6번, 도침은 2번 시술합니다.

요통 모델군에서, 즉 일부러 괴롭혀 놓은 군은 척수에서의 NOS과 β-EP 수치가 확 올라갑니다. 다음으로 실험군을 살펴보면 전침이나 도침을 시행한 군에서는 이 수치들이 떨어지며 정상그룹에 비슷하게 떨어지게 됩니다. 전침군과 도침군을 비교하면 각각의 수치가 거의 비슷하고 통계학적으로도 차이가 나지 않습니다[표 4, 5]. 치료 횟수의 차이가 나긴 하지만 전침, 도침 모두 만성 통증의 수치를 낮춰주는 효과가 있는 것이죠.

다음 논문으로 Yu의 연구를 살펴보겠습니다(Yu, 2014). 1 저자는 Yu Jia Ni라고 쓰여있는데 교

군	대상 수(n)	시상하부	척수	말초혈액
정상군	7	3.2±1.0	4.3±1.1	34.7±3.8
요통 모델군	7	6.6±1.2a	5.7±2.0a	38.7±1.9b
전침치료군	7	4.6±0.7bc	4.0±0.6d	33.7±3.4d
도침치료군	7	4.6±0.9bc	3.7±0.4d	33.6±3.1d

※ a: P<0.01, compared with the normal group ※ b: P<0.05, compared with the normal group
※ c: P<0.01, compared with the model group ※ d: P<0.05, compared with the model group

[표 4] NOS 수치

군	대상 수(n)	시상하부	척수	말초혈액
정상군	7	4.3±1.5	2.7±1.3	16.5±7.9
요통 모델군	7	15.6±2.6a	15.7±7.3a	96.8±23.7a
전침치료군	7	8.7±1.0ab	7.0±2.4b	65.0±24.7ac
도침치료군	7	8.4±2.3ab	7.7±2.5b	64.0±25.8ac

※ a: P<0.01, compared with the normal group ※ b: P<0.01, compared with the model group
※ c: P<0.05, compared with the model group

[표 5] β-EP 수치

신저자가 방금 전 소개한 논문의 저자인 Guo입니다. 위 연구와 비슷한 형식으로 전침과 도침을 시술하고 압통과 염증 수치를 측정한 연구입니다.

보통 정상이면 [그림 4]에서 Control과 같이 압통점의 역치인 PPT가 높아야 합니다. 병리적 상황으로 역치가 낮은 상황에서는 자극에 민감해져서 통증이 쉽게 유발됩니다. 우리가 살짝 누르면 안 아파야 하는데 역치가 떨어지면 살짝만 눌러도 '악' 소리가 나는 것이죠.

요통군은 일부러 수술을 통해 염증을 유발시켜 PPT가 떨어집니다. 당연히 염증 수치(IL-1β, TNF-α, IL-10, TGF-β, SP, 5-HT)들은 올라가고요. 이후 전침과 도침 처치를 시행한 결과를 보면 PPT가 다시 올라가고 여러 가지 염증 수치들이 유의미하게 내려갑니다[그림 5, 6, 7]. 이런 이유로 전침이나 도침을 시술하면 압통이 사라진다는 것을 간접적으로 알 수 있습니다.

3) 퇴행성 슬관절염 모델에서 도침과 히알루론산 효과 비교

이것도 굉장히 재밌는 논문입니다. 토끼를 대상으로 정상군, 퇴행성 슬관절염군, 도침치료군,

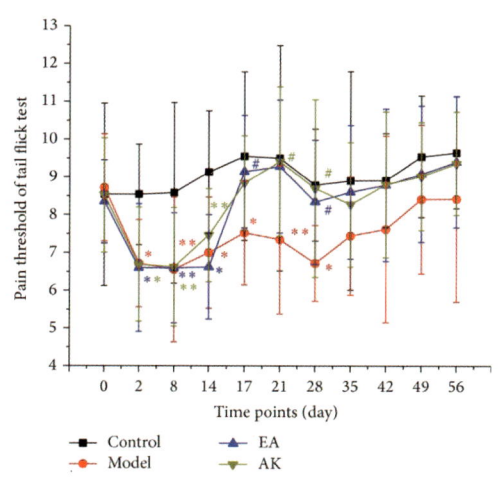

[그림 4]

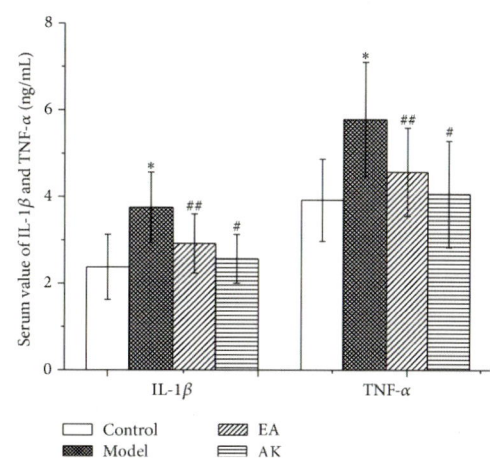

[그림 5]

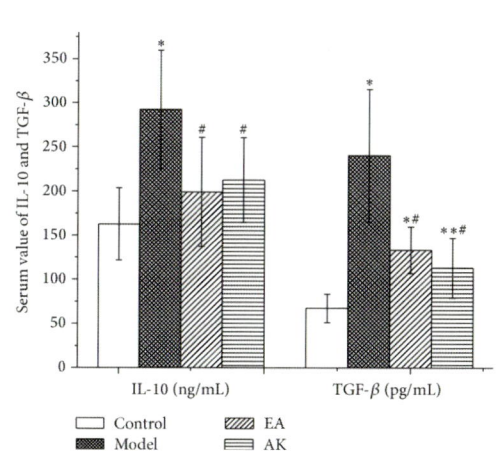

[그림 6]

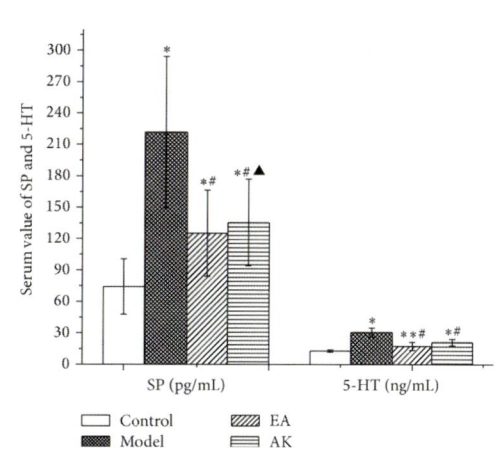

[그림 7]

히알루론산군 네 군으로 나누어 치료 전후 연골 사진을 비교하였습니다(Yu, 2017). 퇴행성 슬관절염군은 수술 손상 후 치료를 하지 않은 무처치 대조군이고 치료군은 도침 치료를 한 군과 우리가 흔히 말하는 연골 주사, 즉 히알루론산나트륨(sodium hyaluronate)을 넣은 군입니다.

이건 논문의 그림을 보면 좋을 텐데요, 정상군은 연골이 굉장히 균일하지만 슬관절염군은 연골이 균일하지 않고 파괴됩니다. 치료군인 도침 치료군과 히알루론산군은 파괴된 연골이 재생되어 다시 균일한 분포를 보입니다. 하지만 도침 치료군이 균일성은 더 좋습니다.

여기서 도침 치료는 연골에다 직접 한 것이 아닙니다. 어디에 했냐면 무릎 주변 근건 부착부나 근육의 압통점을 풀어주는 치료를 했습니다. 어떻게 이런 치료가 연골을 재생시키는가에 대해 연구자들은 도침이 관절의 비정상적인 스트레스를 줄이면서 재생 효과를 일으킨 것이라고 설명합니다.

4) 퇴행성 슬관절염 모델에서 관절 재생 신호에 영향을 주는 도침의 효과

마지막 논문입니다(Ma, 2017). 이 논문도 역시 Guo 교실에서 나온 논문입니다. 논문에는 총 7개의 그룹이 있습니다. 먼저 위 논문과 비슷하게 토끼를 대상으로 하고 4개의 정상군, 퇴행성 슬관절염군, 도침 치료군, 전침 치료군이 있습니다. 거기에 퇴행성 슬관절염군, 도침 치료군, 전침 치료군과 동일하지만 각각의 군에 추가로 'PF562271'이라는, FAK-PI3K 경로를 억제하는 약물을 넣은 3개의 그룹을 더합니다. 이것은 도침 치료가 연골을 재생시키는 확실한 기전을 알기 위해서, 특히 'FAK-PI3K 경로'라는 연골을 재생시키는 기전과 관련되었는가를 알기 위해서, 억제하는 약물을 넣은 군과 넣지 않은 군을 비교한 논문입니다.

주사현미경으로 확인해 보면 정상군은 이렇게 연골의 표면이 반짝반짝합니다[그림 8]. 다음으로 일부러 파괴시켜 놓은 퇴행성 슬관절염군의 연골을 보시면 균일하게 보이지 않고 일어나고, 다치고, 갈라진 것들이 보입니다[그림 9]. 다음으로 도침 치료군을 보시면 시술 후 연골 재생이 일어나지만[그림 10], 거기에 억제제를 투여한 군들은 재생이 잘 안 됩니다[그림 11]. 전침으로 치료한 군도 어느 정도 재생이 되지만[그림 12], 마찬가지로 억제제를 투여하면 재생이 안 됩니다[그림 13].

결과적으로 도침 치료군의 연골 회복이 가장 좋습니다. 이 논문의 고찰에서도 도침 치료나 전침 치료를 하면 관절에 가해지는 비정상적인 스트레스를 줄여주고 FAK-PI3K 경로가 활성화하여 결국 연골세포의 합성이 증가하여 연골이 재생되는 것으로 보인다고 마무리합니다.

지금까지 설명한 것들이 도침 치료의 기전에 대한 최근 연구 결과들입니다. 최대한 쉽게 설명하려 했지만 어려운 말들이 머릿속에 들어오니 조금 힘드시죠?

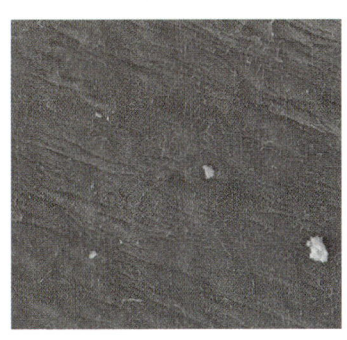
[그림 8] 정상군

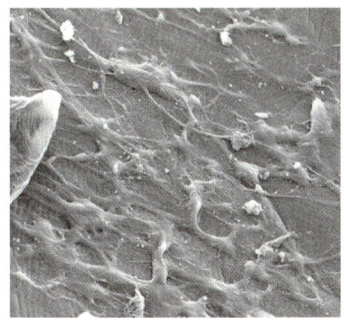
[그림 9] 퇴행성 슬관절염군

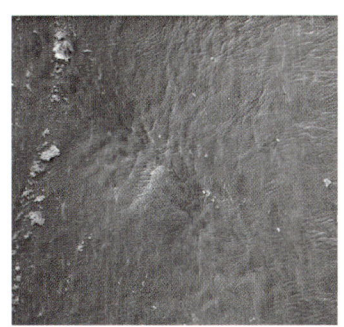
[그림 10] 도침 치료군

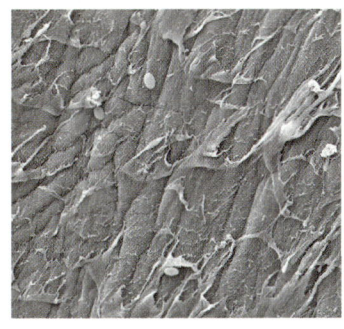
[그림 11] 도침 치료
+억제제 투여군

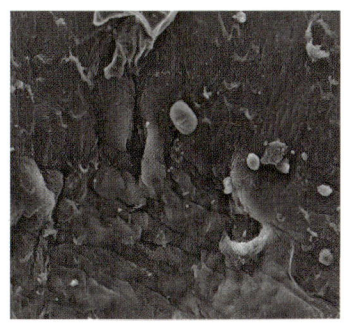
[그림 12] 전침 치료군

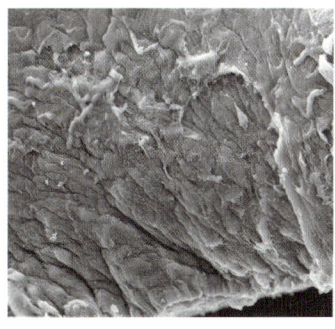
[그림 13] 전침 치료
+억제제 투여군

3. 도침의 실제적 사용

그래서 이번에는 연구 말고 제 얘기를 잠깐 하겠습니다. 제가 도침을 처음 접한 곳에 내원한 환자들은 근육 손상이나 긴장으로 인해 통증이 발생한 경우는 없고, 대부분 협착증 환자들이었습니다. 척추의 문제로 통증을 호소하고 다리가 저린 분들만 오시는데, 나이가 많고 골성 변화가 크고 기질적 변화가 발생한 환자들입니다. 아무래도 나이 드신 분들은 근육의 긴장으로 오는 병이 드물고, 허리가 아파도 척추 후관절에서 기인하는 통증(facet joint pain)처럼 관절통으로 볼 수 있기 때문이죠(Gellhorn, 2013). 그래서 통증은 다 뼈와 관절에서 오는 것이고, 디스크 돌출이나 신경 압박 때문에 다리가 저리고 아픈 것으로 생각하는 한정된 시각만 가지게 되었습니다. 급성 근육 긴장이나 추간판성 통증(discogenic pain)도 있긴 있겠지만 제가 있던 병원에서는 그렇게 많진 않았던 것 같습니다.

그래서 신경포착이나 근육이 통증의 원인이 될 수 있다는 생각을 거의 하지 않았고, 근육학이나 MPS같은 학문에 대해서도 '근육 때문에 아픈 것이 말이 되나?', '근육에 침놓는 게 무슨 의미가 있나?', '저게 치료가 될까?'라며 색안경을 끼고 보았습니다. 그러니 침 치료를 할 때도 무조건 뼈까지 깊게 자입했습니다.

이후 직장을 옮겨 다른 한의원으로 갑니다. 그런데 그때도 65세 이상 만성 통증 환자만 진료했습니다. 무릎이 아프면 외상으로 인한 반월판 파열보다는 거의 다 퇴행성 관절염이고, 허리가 아프면 대부분 협착증이나 후관절의 변형을 동반하는 환자가 많았습니다. 게다가 도침이라는 자극강도가 높은 수단으로만 만성 통증을 치료하다 보니 입소문이 나고 그 환자들이 자신과 비슷한 환자들을 데려왔습니다.

유사한 질환만 접하게 되니 이전과 똑같은 사고에서 벗어나지 못했습니다. 심지어 나중에는 쓸데없는 자신감만 커져서 손만 대면 다 나아지는 것 같고 치료 반응도 좋으니까 '내가 짱이다. 최고다.', '도침하면 다 좋아지는구나.' 하는 생각에 취해서 살았습니다.

그러다 광주 도심에 있는 청연한방병원으로 이직하게 되었는데, 이곳에는 이전에 보지 못했던 환자가 정말 많았습니다. 만성 통증 환자뿐만 아니라 자동차 보험 환자와 급성 염좌 환자가 많았습니다. 예전에는 나이 든 사람들 관절통에 무조건 도침을 이용해서 뼈와 압통점에 시술해서 효과를 많이 봤는데 여기 와보니까 그런 환자분들이 별로 없었습니다. 착시에 살았던 것이죠. 그리고 처음 일했던 병원에서는 교과서적인 디스크 탈출증 환자를 많이 진료했습니다. 목에서부터 피부분절 따라서 저리고 근육분절 따라서 힘이 떨어지는 환자를 많이 진료했는데 이곳의 환자군은 달랐습니다. 오히려 팔이 전체적으로 애매하게 저린 흉곽출구증후군 환자가 많았습니다. 애매하게 저린 것은 상완신경총이 눌리는 것 때문인데, 교통사고로 인한 편타성 손상으로 경추의 인대와 관절낭에 염좌가 오고 그에 대한 보상으로 사각근이 긴장한 탓이었습니다(Sjostrom, 2003). 이런 분들은 초반에는 안정이 중요하므로 일주일 정도는 부드럽게 보존적 치료를 합니다. 일주일이 넘었는데도 지속적으로 저릴 경우 사각근을 도침 치료하면 좋아집니다. 근골격계 환자만 진료해도, 지역이나 의원 종별에 따라 경험할 수 있는 환자층이 다르고 거기에 따라 고정관념이 생긴다는 것을 알게 되었습니다. 그래서 항상 다른 의견을 대할 때는 비판적인 시각과 함께, 저 자신의 경험에 매몰되지 않는 열린 자세가 필요할 것 같습니다.

1) 뇌졸중 후 강직에 대한 도침 치료: 증례 보고

제가 진료하는 병원을 옮기고 나서 새로운 군의 환자를 많이 만났습니다. 특히 가장 새로운 군은 바로 뇌졸중 후 재활환자입니다. 그중에서도 강직이 심한 환자들을 제가 집중적으로 치료했는데 양호한 치료 결과가 있어서 보고한 케이스입니다(윤상훈, 2018).

이 증례 보고에 포함된 분들은 모두 회복기가 지난 분들이었습니다. 뇌졸중이 발생한 지 각각 21개월, 54개월, 104개월이 지난 상태였고 기존 치료에 더 이상 호전을 보이지 않으셨습니다. 강직된 근육에 도침 치료를 시행했던 결과를 설명해 드리겠습니다.

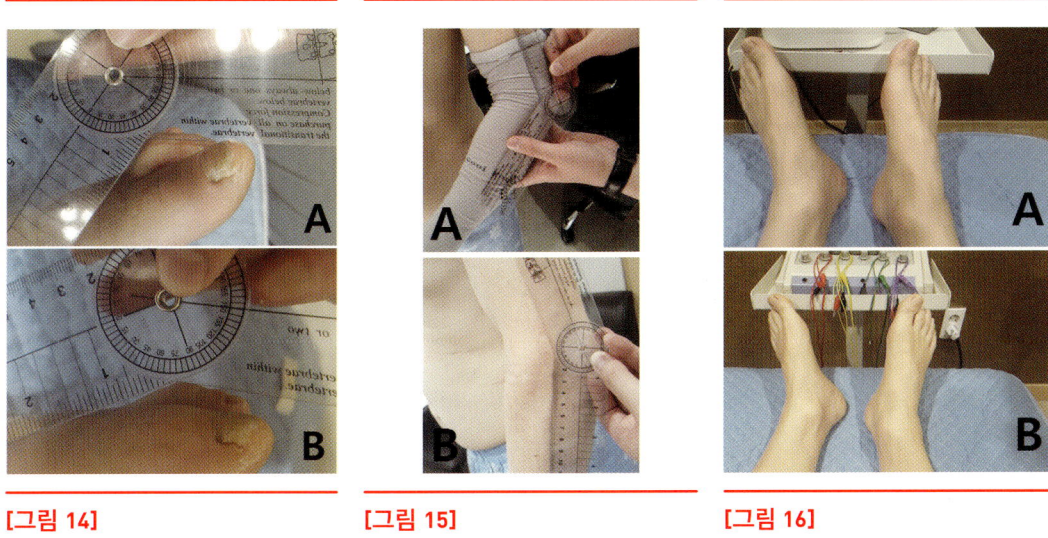

[그림 14]　　　　　　　[그림 15]　　　　　　　[그림 16]

[그림 14]는 104개월이 지난 65세 여환으로 우측 뇌출혈로 인해 좌반신에 문제가 있었으며, 특히 좌측 2, 3, 4번째 발가락의 신전이 120°로 제한되어 보행 장애를 호소하는 상태였습니다. 10일간 총 4회의 도침 치료를 시행하였고 150°로 최대 신전이 증가하였습니다.

[그림 15]는 54개월이 지난 57세 남환으로 양측에 따로 발생한 뇌경색으로 양측에 모두 문제가 있었습니다. 우측에 비해 좌측의 증상이 심하였고, 특히 좌측 주관절의 강직을 심하게 호소하여 최대 신전 각도가 120°로 제한되었습니다. 21일간 총 7회의 도침치료를 주관절 주변 근육에 시행하였고 최대 신전 각도는 155°로 증가하였습니다. 이분은 최근에도 치료를 받으셔서 신전 각도가 유지된 것을 확인하였고, 현재는 170°까지 범위가 증가한 상태입니다.

[그림 16]은 21개월이 지난 58세 남환으로 좌측 뇌출혈로 인해 우측의 문제가 발생한 분입

니다. 우측 족저굴곡근의 강직으로 보행 시 불편감을 호소하였습니다. 12일간 총 6회의 도침 치료를 시행하였고 안정 시 5° 족저굴곡된 상태가 0°로 호전되었습니다.

일반적으로 뇌졸중 후에 상지의 강직은 주관절이 굴곡되고 손목은 회내되면서 손가락은 굴곡된 자세입니다. 하지의 강직은 무릎이 신전되고 발목이 내번되어, 발이 끌리면서 슬리퍼도 신지 못하고 잘 넘어집니다(김근태, 2016). 보통 이런 강직은 상위운동신경(upper motor neuron)의 장애이기 때문에 처음에는 도침 치료에 반응이 없을 것이란 생각이 들었습니다(Sommerfeld, 2004). 하지만 치료를 진행하다 보니 신기하게도 호전 반응이 있었습니다.

보통 뇌졸중 후 강직에는 근육을 이완시키기 위해 보톡스를 많이 사용합니다. 하지만 효과에 비해 지속 시간이 길지 않고 내성의 우려가 있습니다(Rosales, 2008). 반면에 도침은 보톡스만큼 드라마틱하게 이완되지는 않지만 내성이 없어 지속적인 치료가 가능합니다. 이번 증례로 치료가 중단되어도 호전 반응이 유지되는 것을 관찰할 수 있었고, 도침 치료가 근육을 이완시키는데 뛰어난 사실을 알 수 있었습니다.

2) 말초성 외상 후 경부 근긴장이상증에 대한 도침 치료: 증례 보고

이 연구는 근긴장이상증(Dystonia)에 대한 증례보고 입니다(윤상훈, 2018). 근긴장이상증은 국민건강보험 질병통계 상 2013년 28,172명에서 2017년 35,238명으로 그 수가 점점 증가하는 추세입니다. 특히 말초성 외상 후 경부 근긴장이상증은 잘 낫지 않는 병이라고 합니다(Jankovic, 2009).

증례 보고의 이 환자는 68세의 여자로 카자흐스탄에서 왔습니다. 환자는 10년 전 발생하고 4년 전 재발한 사경증과 보행 장애를 호소하였는데 [그림 17]의 좌측처럼 목이 좌측굴과 신전된 상태로 내원하였고, [그림 18]의 좌측처럼 MRI상 우측 사각근이 구축되어 있는 소견이 보였습니다.

치료는 2주간 총 6회의 도침 치료를 단축된 근육인 사각근, 흉쇄유돌근, 두판상근에 시술하였습니다. 2주 후 재평가 시에는 [그림 17, 18]의 우측처럼 목의 측굴이 호전되었고 MRI 상에서도 변화를 확인할 수 있었습니다. 이 역시 도침 치료의 근 이완 효과를 확인할 수 있는 또 하나의 증례입니다.

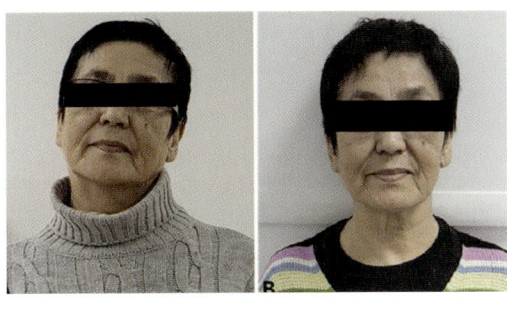
[그림 17]

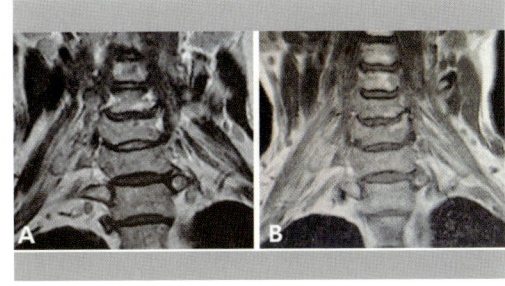
[그림 18]

3) 통증과 근육 긴장에 효과적인 도침 치료

옛날부터 저는 '침을 놓으면 근육이 이완되는 것인가? 근육이 강화되는 것인가? 어떻게 되는 것인가?'라는 궁금증을 가지고 있었습니다. 저 뿐만 아니라 여러 원장님들도 이 문제에 대해 의문을 가질 거라 생각합니다.

그러던 중 얼마 전에 근전도에 관한 일련의 논문을 읽게 되었습니다. 먼저 침 치료 후 근육에 어떤 영향을 미치나 근전도로 분석한 논문입니다(Tanaka, 1997). 이 논문에서는 침 치료 후에 안정 시 EMG(ElectroMyoGraphy)와 동작 시 EMG를 낮춰준다고 기술했습니다. 반면에 유의미한 근전도 변화가 없었다는 논문도 있기에 논의가 더 필요한 부분이라 생각합니다(Tough, 2006).

다음 논문도 재밌는 논문입니다. 승모근에 고장성(hypertonic) 식염수와 등장성(isotonic) 식염수를 주입했을 때의 통증 및 긴장도를 조사했습니다(Falla, 2017). 주입 후 최고점의 통증은 고장액이 등장액보다 6배 정도 더 크게 느껴지지만, 두 군 모두에서 식염수는 자연적으로 흡수되므로 통증이 점차 줄어듭니다. 다음으로 승모근의 긴장도는 어떻게 변화했는지 살펴보았습니다. 다른 군에 비해서 고장액의 주사를 놓았을 때 긴장도가 떨어지는 것을 확인할 수 있었는데, 신기하게도 고장성 식염수로 유발시킨 통증 때문에 근육이 이완되는 겁니다.

정리하자면 긴장된 근육에 외부의 강한 자극으로 인해 통증이 생겼고, 그로 인해 근 이완 효과가 나타났다고 해석할 수 있습니다. 침 치료 후 근전도 연구가 효과가 있을 때도 있고 아닐 때도 있는 것은 아마도 치료 시 통증 발생 유무의 차이가 아닐까 생각합니다.

그렇다면 어떤 때 근육이 긴장할까요? 여러 원인이 있겠지만 자주 접할 수 있는 요인은 과도한 움직임에서 관절을 보호하는 기전 때문에 발생할 수 있습니다.

예를 들면 교통사고에서 경추에 편타성 손상이 생긴 경우 후관절낭에도 손상이 오고 근 긴장으로 목이 뻣뻣해집니다(Winkelstein, 2000). 사고 당시에는 멀쩡하다가 자고 나면 목도 더 뻣뻣해지고 통증도 심해져서 구부리거나 움직이지도 못하고 내원하는 분들을 많이 볼 수 있습니다. 이런 원인으로 관절낭에 염증이 생겼을 때 우리 몸은 관절을 보호하기 위해서 척수반사를 통해 근육을 긴장시킵니다(Vas, 2014). 관절과 인대 부위를 보호하기 위해서 부목을 대는 것처럼 만드는 거죠. 이런 근육의 긴장도 증가는 같은 척추분절이나 상위 분절에서 일어납니다.

또한 요추 염좌에서도 근 긴장이 발생합니다. 보통 허리가 삐끗해서 온 환자분들은 허리의 운동 범위가 크게 제한됩니다. 구부리지도 펴지도 못하고, 누웠다 일어나는 등 자세를 변경하는 데 어려움을 느낍니다. Hodges는 요추 염좌 후 복횡근과 내복사근, 다열근 같은 심부근육은 활성이 지연되고, 복직근과 외복사근, 기립근 같은 천층의 근육은 활성이 촉진되어 몸통 전체가 긴장되는 현상을 실험을 통해 규명했습니다(Hodges, 2011).

이러한 손상에서 발생하는 근 긴장은 초기에는 당연히 이점이 있습니다. 염좌가 심하면 보호와 고정을 위해 부목을 하는 것과 같죠. 하지만 이 긴장이 너무 오래되고 신경을 누른다면 오히려 2차적인 피해가 발생합니다. 대표적인 것이 교통사고 이후 팔 저림을 호소하는 분들인데 바로 흉곽출구증후군입니다. 이런 증상이 있을 때는 도침 치료로 근 긴장을 풀어줘야 할 필요가 있습니다.

4. 도침 치료의 주의사항

도침 치료를 처음 시술하시는 분들은 부작용을 걱정하십니다. 도침의 이미지가 주는 부담감과 시술 자체가 익숙하지 않기 때문입니다. 안전한 방법으로 시술하면 아무런 문제가 없지만, 때로 임상에서 겪을 수 있는 부작용은 과한 자극으로 인한 통증과 신경자극 증상입니다.

도침 치료는 근 이완에 뛰어난 효과가 있고, 근육에만 시술하면 거의 부작용이 없습니다.

또한 인대나 골막, 후관절까지 심자하거나 제삽하여 자극해도 통증이 심할 수 있고 1~2일 정도 통증이 지속됩니다. 물론 이런 치료가 필요한 환자들도 많기 때문에 강하게 자극할 때는 반드시 환자에게 추후 나타날 수 있는 반응을 충분히 고지하고 충분한 휴식을 권유하며, 한의사는 안전수칙에 맞춰 시술해야 합니다.

그리고 마르고 회복력이 약한 사람들과 통증에 예민한 분들은 치료 후에 많이 힘들어할 수 있습니다. 그래서 혹시나 이런 분들을 치료한다면, 치료 전에 '혹시 이 분이 도침 치료를 견뎌낼 수 있는가?', '더 아파하시지는 않을까?' 등을 점검한 후에 시술하는 것이 좋습니다.

마지막으로 급성 염좌 환자에게는 잘 사용하지 않습니다. 급성기에는 아직 염증이 진행 중인데 침도를 사용하면 오히려 염증을 더 유발시킬 수 있기 때문입니다.

신경 근처에 시술하다 보면 신경을 건드릴 수도 있습니다. 환자가 찌릿한 느낌을 느낄 수 있는데 너무 걱정하지 않아도 됩니다. 일부러 침도결합촉격술을 시술하기도 하며, 신경을 건드린 것 자체는 아무런 문제가 되지 않습니다.

다만 몇 가지 주의사항이 있습니다. 첫 번째로 중요한 것은 신경 주행 방향과 같은 날 방향으로 자극하는 것입니다. 도침의 칼날이 신경과 수직이면 신경을 손상시킬 수 있기 때문에 인체 어디에 자입 하건큰 신경의 주행 방향과 칼날 방향을 평행하게 맞추는 것이 중요합니다.

그리고 두 번째는 자입 속도입니다. 빠르게 진입하면 손상을 유발할 수 있기 때문에 주의해야 하지만, 천천히 들어가면 신경을 자르지 않고 살짝 닿기만 하며 환자가 찌릿함을 호소합니다. 그때 살짝 뒤로 빼면 문제가 없습니다. 또한 도침은 니들보다 둔하기 때문에 신경이나 혈관 손상 확률은 더 적습니다. 도침과 주사요법의 효과를 비교한 논문에서도 도침이 더 뭉툭해서 안전하다는 이야기가 나옵니다(Chao, 2009). 천천히 자입 하는 게 중요합니다. 이것의 장점이 있는데 근막층이 잘 느껴져 구조를 좀 더 파악할 수 있습니다. 물론 자입 할 때 좀 아프면서 으드득으드득 소리가 나긴 합니다.

마지막은 도침과 침 모두에 해당하는 것인데 신경 자극 후에는 유침 하지 않는 것입니다. 이는 신경염을 일으킬 수 있기 때문입니다. 침으로 인한 신경 손상 케이스 연구가 몇 개 있는데, 정중신경 근처에 부러진 침이 남아 지속적으로 증상을 일으킨 경우와 신경 근처에 90분 이상 유침 하여 족하수가 발생한 경우로, 모두 자극 후 유침을 하여 신경을 자극한 경우입니다(Southworth, 1990; Sobel, 1997). 환자들은 찌릿한 상태에서 계속 침을 두어도 원래 그런 것이라고 생각해서 참는 경우가 종종 있습니다. 이럴 경우 환자들이 다음날 와서 '계속 저려요.', '여기 침 맞고 계속 손가락 끝까지 저려요.'라고 호소할 수 있습니다. 그렇기 때문에 '계속 저리세요?', '혹시 문제없나요?', '혹시 계속 저리면 말씀하세요.'와 같이 묻거나 안내하며 환자의 상태를 체크해야 합니다. 만약 계속 저리다고 하면 신경염으로 발전하지 않도록 아이스 팩 활용과 진통소염제 복용을 추천합니다. 운동신경의 손상 없이 저림만 호소하는 경우 증상이 일주일 안에 호전을 보인다면 대부분 완전 소실됩니다(정현주, 2006). 때문에 설령 신경염이 발생해도 너무 걱정하지 말고 잘 치료하면 됩니다.

저도 도침을 많이 사용하기 때문에 부작용 여부를 계속 조사하고 있는데, 아쉽게도 국내외 통틀어 도침의 부작용만을 연구한 논문은 아직 없습니다. 그래서 저희 병원에서 도침 치료 자극 방식에 따른 부작용 발생 비율을 연구 중입니다. 이 연구는 올해 1월부터 시작했는데, 연구에 동의한 분들을 대상으로 제가 도침 치료를 시행하면 다음날 CRC(Clinic Research Coordinator, 임상 실험 코디네이터)가 전화해서 '아픈 데 있으세요?', '괜찮으세요?', '어디 뭐 불편한 거 있으세요?' 등을 여쭤봐서 부작용을 수집하는 연구입니다. 간단하죠? 그렇게 지금까지 300건을 모았고, 그 중 부작용이 15건이 발생했습니다. 부작용 사례는 멍, 뻐근함, 불편함, 무력감, 침 몸살 등 대부분 경증이었습니다. 아직은 파일럿이고 지속적으로 조사하는 중이지만, 나중에 지원을 받아서 대규모로 조사하는 것을 목표로 하고 있습니다.

5. 도침과 병행하면 좋은 치료

1) 섬수약침

도침 치료 시 환자들이 가장 크게 느끼는 불편감이 자입 시의 통증입니다. 승모근 같은 큰 근육은 통증이 크지 않습니다. 하지만 탄발지나 손목터널증후군의 경우에는 굉장히 아픕니다.
탄발지를 도침으로 치료했다는 논문은 수없이 많은데 우리가 쉽게 접근할 수 없는 이유가 여기에 있습니다. 중국은 리도카인(lidocaine) 마취 후에 하기 때문에 결절이 걸리지 않을 때까지 도침을 수차례 시술하는데, 마취를 할 수 없는 우리는 현실적으로 어렵습니다. 한 번 찌르면 환자는 소리 지르고, 그러면 다시 빼고 하다 보면 제대로 치료하기 어렵습니다.

그런데 혹시 〈섬수약침 마취 후 수술적으로 제거된 표피낭종 증례〉 논문을 보신 적이 있으신가요(이득주, 2017)? 이 논문을 보니 섬수약침을 사용해서 마취를 시행한 후 표피낭종을 제거했다는 겁니다. 실제로 섬수의 주성분은 부파린(bufalin)인데, 스테로이드 작용이 있고 진통 작용이 강해서 마취에 사용할 수 있습니다(강계성, 2001).

저는 이 논문을 보자마자 섬수약침을 주문하고 직접 마취를 해봤습니다. 하지만 마취가 잘 되지 않았습니다. 그렇다고 마음대로 증량하거나 심부 주입하지 못했는데, 부파린의 부작용이 있었기 때문입니다. 원저자 중 한 명인 서형식 교수님께 여쭤보니 교수님 본인도 여러 가지 시도를 해보았는데, 봉침 놓을 때 스킨 테스트(skin test) 하는 것처럼 하면 표피 마취가 된다고 하셨습니다. 교수님은 주로 표피만 치료하시는 안이비인후피부과 교수님이기 때문에 심부 마취를 할 일이 별로 없었고, 표피에 볼록하게 주사하고 한 30초~1분 정도 지나니까 마취가 되었다고 하셨습니다.

이 이야기를 듣고 시행해 보니 1mm짜리 두꺼운 도침으로 자입 할 때, 환자분이 호소하는 통증이 감소되는 것을 관찰했습니다. 용량도 여쭤보니 "용량은 상관없다. 3cc 정도 사용해도 부작용이 별로 없더라."라고 들었던 기억이 납니다. 약침은 '대한약침제형연구회'에서 제조된 것을 사용하였습니다. 하지만 일부 부작용이 있었는데 대부분 가벼운 것으로, 여러 번 자입 했을 때 붉게 부어오르면서 알레르기 반응으로 소양감을 일으키는 경우가 있었습니다. [그림 19] 처럼 3례가 있었는데 아이스 팩을 처치하고 1~2일 이내에 모두 좋아졌습니다(윤상훈, 2017). 그래서 시술 전에 처음부터 '이 부위가 약간 가려울 수 있습니다. 그땐 얼음찜질하시면 되세요.'라고 언급하는 것이 좋습니다.

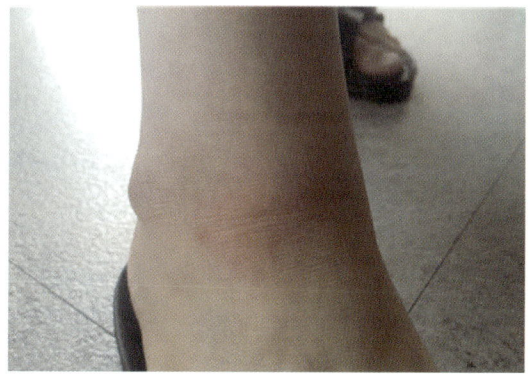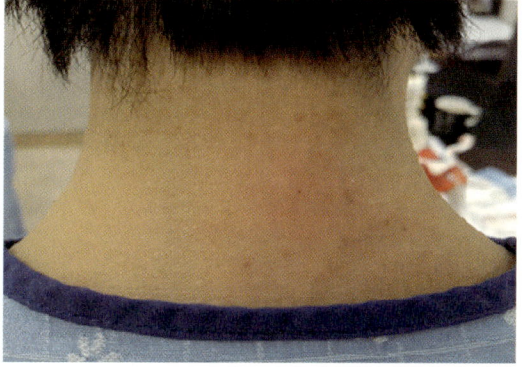

[그림 19]

다만 가끔 혈종과 소양감이 같이 발생하는 경우가 있습니다. 그러면 부종이 커서 감염과 헷갈리게 됩니다. 그냥 알레르기 부종이 아니라 볼록 나오면서 뭔가 열감이 있는 것 같아서 감염과 혼동할 수 있습니다. 저도 그런 케이스가 한 번 있었는데 혈액검사를 해봤더니 감염과 관련된 항목의 수치가 낮아서 도침으로 째서 혈종을 제거하고 알레르기 처치하고 마무리하였습니다.

2) 아이스 팩

그다음에 도침과 함께하면 좋은 치료는 아이스 팩입니다. 방금도 나왔지만 도침 치료가 자극이기 때문에 염증 반응이 일어나면서 통증이 발생할 수 있습니다. 이럴 경우 아이스 팩이 그것을 억제해주는 데 도움이 됩니다. 그래서 루틴 멘트로 "치료하시고 하루정도 불편하실 수 있습니다. 아이스 팩 하세요."를 꼭 말해야 합니다.

아이스 팩이 좋은 점은 완전히 소염시키는 것이 아니기에 도침 치료 후 자극을 통한 재생반응도 차단되지 않는다는 점입니다. 실제로 PRP(Platelet-Rich Plasma, 혈소판 풍부 혈장)를 주사하고 나서도 재생을 위해 처음 이틀간은 NSAID를 금지하고 아이스 팩만 시행합니다(Kesikburun, 2013). 단, 손목터널증후군처럼 단순 절개를 위해 치료한 경우에는 굳이 그럴 필요는 없습니다.

3) 테이핑

세 번째로 함께하면 좋은 치료는 테이핑입니다. 이건 지극히 개인적인 경험에 따른 의견입니다. 주관절이나 손목관절에 도침 치료를 하면 이완을 시키지만 불안정성을 야기하게 됩니다. 추후 회복이 될 때까지 사용을 줄이고 보호해 주는 것이 필요하기 때문에 테이핑을 하는 경우가 있습니다. 도침 치료를 하고 마지막에 테이핑을 해주면서 치료 후 통증은 심하지 않은지, 치료 전과 비교해서 증상 강도는 어떻게 변화했는지 환자와 소통할 수 있어서 저 같은 경우는 테이핑을 많이 권합니다.

각론: 도침의 실제적 사용

1. 흉곽출구증후군

1) 흉곽출구증후군 vs 경추 추간판 탈출증

이전에 언급하였지만 흉곽출구증후군은 경추 추간판 탈출증의 통증 양상과는 다릅니다. 경추 추간판 탈출증 같은 경우는 피부분절 따라서 증상이 나타나는 경향이 있습니다. 반면 흉곽출구증후군은 정말 애매하게 '팔이 전체적으로 다 저리다.'라고 호소합니다. 손 역시 경추 추간판 탈출증, 협착증 같은 척추 기원성 질환은 딱 몇 개의 손가락만 증상이 오는 반면, 흉곽출구증후군은 다섯 손가락이 다 저리거나 증상이 없는 등 호소하는 증상이 애매할 때가 많습니다. 이런 애매한 증상을 호소하는 환자의 경우 사각근 압통이 명확할 때 치료하면 반응이 아주 좋습니다.

2) 치료 적용 혈위(穴位)

사각근 중에 문제가 되는 것으로는 중사각근, 전사각근이 있습니다. 전사각근이 더 중요하다고 하지만 자주 시술하진 않는데요, 위험도를 생각하면 편하게 자입 할 수 있는 위치가 아니기 때문입니다.

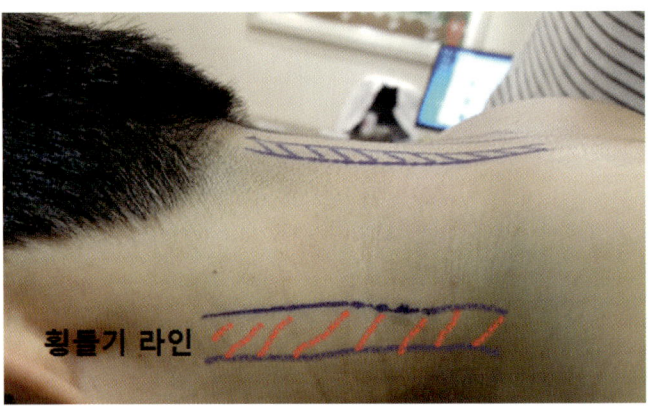

[그림 20]

먼저 우리 목을 기점으로 귓구멍부터 보시면 됩니다[그림 20]. 귓구멍을 기준으로 수직으로 그은 선에서 앞쪽으로는 경동맥, 경정맥, 상완신경총 등 중요한 구조물이 많이 지나갑니다. 귓구멍 라인 자체도 추골동맥이 지나가기 때문에 그쪽에 많이 시술하지 않고요. 뒤쪽에 비하면 침도 잘 놓지 않습니다.

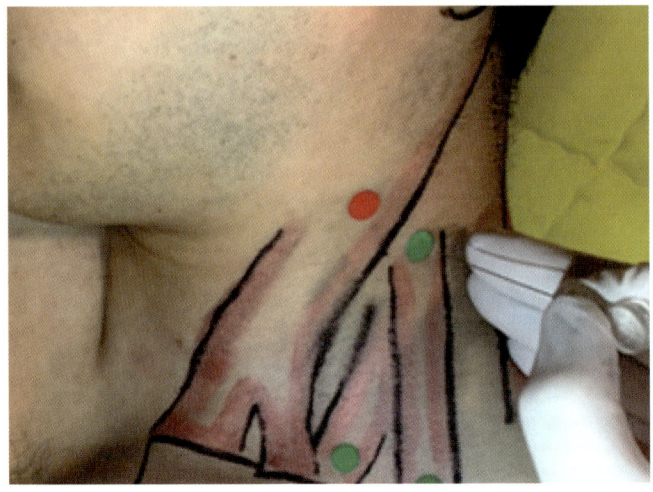

[그림 21]

무난하게 가장 많이 사용하는 부분은 중사각근 중앙입니다. 촉진할 때는 [그림 20]처럼 흉쇄유돌근(목빗근, SternoCleidoMastoid; SCM) 바로 뒤에서 압통점을 찾아서 시술하면 됩니다. 압통점의 유무 여부가 가장 중요합니다. 자입 할 때는 굉장히 천천히, 깊이는 10~15㎜ 정도만 들어가야 안전합니다. 인영(人迎)을 기준으로 16㎜, 천창(天窓)을 기준으로 17㎜ 이상 자입 하면 신경과 혈관이 손상될 위험이 있기 때문에 그 이하로만 자입 하는 것이 좋습니다(Chou, 2015). 또한 찔러주는 것으로도 충분히 근육을 자극할 수 있기 때문에 굳이 깊이 들어갈 필요가 없습니다.

중사각근을 시술했는데 증상이 호전되지 않으면 그때는 전사각근을 치료합니다. 전사각근은 똑바로 누워 고개를 옆으로 돌리고, 근육을 촉진한 뒤에 집게손가락으로 잡아놓고 10㎜ 이내로 자입 하면 안전하게 자극할 수 있습니다. 전사각근 하단은 [그림21]의 하단 초록색 점 중 좌측점입니다.

도침이 부담스러우면 침이나 전침, 부항을 시술해도 효과가 좋습니다. 다만 반응이 미적지근하면 그땐 도침 치료를 하면 좋을 것 같습니다. 그 외에도 자주 치료받지 못한다고 하면 도침을 시술합니다. 저도 환자한테 일주일에 세 번씩 내원할 수 있는지 물어봐서 가능하면 침으로 치료합니다. 만약 일주일에 한 번 밖에 못 온다고 하면 보다 강한 방법인 도침으로 주 1회 치료하게 됩니다.

소흉근 부위는 신경 혈관이 근육의 진행 방향과 수직으로 지나가기 때문에 도침으로 자극해주기엔 어려운 측면이 있습니다. 그래서 전침과 부항으로 도침을 대신하고 있습니다.

2. 테니스 엘보

1) 테니스 엘보와 건증

테니스 엘보에서 지속적으로 건 부위에 스테로이드를 맞으면 통증은 빠르게 소실되지만, 회복 반응의 시작인 염증을 억제해서 건이 재생되지 않고 통증이 재발합니다(Bisset, 2006). 연구에 따르면 이를 치료하지 않고 자연 경과로 지켜보면 회복 기간이 52주나 걸리게 됩니다. 정말 길죠? 이렇게 치료가 되지 않는 것은 건 부착부의 혈액순환이 억제되어 잘 재생되지 않기 때문입니다(Williams, 1986). 자꾸 건 주변에만 염증이 생기고 정작 내부엔 혈액순환이 되지 않아서 염증은 일어나지 않고 퇴행성 변화(건증)만 일어납니다. 신생 혈관을 만들어 보지만 실패하고 결국 석회 침착이 일어납니다(Jarvinen, 1997).

이러한 원인 때문에 PRP라는 치료가 생겨났습니다. 건 부착부에 혈액순환이 안 되니 직접 혈액 비슷한 성분을 주입하는 것이죠. 이론적인 PRP의 효능을 검증하기 위해 스탠포드에서 니들링(dry needling)과 무작위대조실험(RCT)을 시행하였습니다(Dragoo, 2014). 그런데 결과를 살펴보면 치료 후 통증과 기능 모두 니들링에서 더 호전된 것으로 나옵니다. 고찰에선 니들링이 피를 냈기에 치료 효과가 나타난 것이라고 했습니다. 이렇게 PRP와 니들링을 비교하여 비슷한 결과가 나온 연구가 적지 않습니다(Krey, 2015). 그래서 건증과 같은 퇴행성 질환은 피를 내는 것이 굉장히 중요합니다.

침(鍼)도 이와 비슷한 효과가 있습니다. 첫 번째로 침을 놓은 국소 부위의 혈류 증가로 손상된 조직의 재생을 촉진시키는 효과가 있습니다(Sandberg, 2003). 두 번째는 진통 효과인데, 특히 전침을 같이 시행하면 뇌에서 베타엔돌핀, 엔케팔린(enkephalin) 등이 분출되어 통증을 억제 시키게 됩니다(Zhang, 2014) 세 번째로 경혈 특이적인 효과도 있습니다. 이와 같이 하나의 도구가 여러 가지 효과를 나타내기 때문에 질병의 상황에 따라 적절히 활용하게 됩니다.

도침도 똑같습니다. 도침은 출혈을 통한 재생을 목적으로 건에 활용할 수도 있고, 근 이완을 목적으로 사용할 수도 있습니다. 좀 두꺼운 도침을 관절 사이에 끼워놓아서 퇴화된 관절 간격을 벌려주는 것에도 사용할 수 있습니다. 즉 하나의 도구로 여러 기능을 수행할 수 있기에 어디에 찌르느냐, 어떻게 찌르느냐에 따라서 여러 가지 효과를 볼 수 있는 것입니다. 결국 얼마나 환자에 맞게 정밀하게 잘 쓰느냐가 핵심인 것 같습니다.

다만 도침을 처음 접하는 분은 부작용도 적고, 쉽게 찌를 수 있는 근복을 치료하시는 것이 좋습니다. 그리고 건을 찌를 때는 너무 여러 번 자극하거나 방향이 어긋나 건을 손상시키는 것을 주의해야 합니다. 신경포착을 풀어주는 것도 어렵지는 않으나 손상에 주의해서 천천히 자입 해야 합니다.

2) 초음파 진단을 통한 주관절 외상과염 증례 보고

김성철 교수님 교실의 논문을 소개해 보겠습니다(임나라, 2011). 3명의 테니스 엘보 환자를 대상으로 건 부착부를 초음파로 관찰하고 도침을 자입 하는 내용입니다. 주관절 외상과염을 초음파로 진단할 때 건 부착부가 3.95㎜ 이상이면 진단 할 수 있다고 하는데(김병성, 2009), 본 증례 3명의 환자는 모두 4㎜ 이상으로 비후되어 있었습니다. 도침은 건의 방향에 맞춰서 1회 자입 하였고, 치료 후 Cozen`s test 음성, VAS 감소를 보고하였습니다.

3) 치료 적용 혈위(穴位)

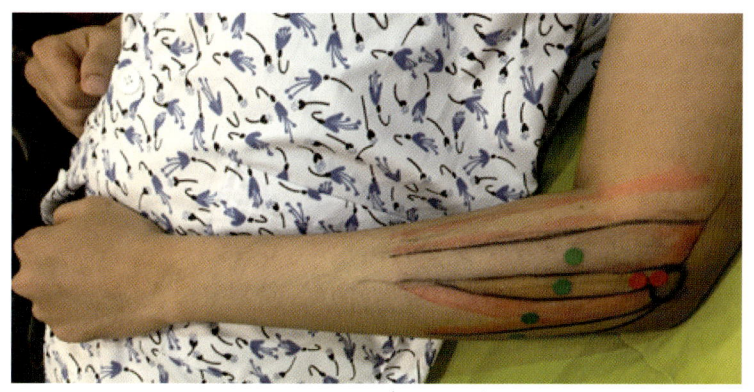

[그림 22]

여러 가지 포인트로 치료할 수 있지만 가장 중요한 단요측수근신근(ECRB)의 건 부착부와 근복을 많이 사용합니다[그림 22]. 외상과에서 건을 직접 자극하는데, 압통점을 찾아서 뼈까지 자입 하는 것이 중요합니다(그림20의 빨간점). 그리고 근육 상의 압통점을 자극합니다(그림 22 의 초록색 점). 이 경우는 뼈까지 자극하지 않고 근복 위주로 자극해 줍니다.

   장요측수근신근(ECRL)은 단요측수근신근보다 외측에 있고 그 외측에 상완요골근(brachioradialis)이 있습니다. 각 근육마다 압통점을 찾아 자입 해줍니다. 물론 단요측수근신근보다 내측인 총지신근(extensor digitorum communis)에 압통점이 있다면 그곳에 자입 합니다. 중요한 것은 압통점을 잘 찾아서 목표물의 깊이까지 자극하는 것입니다.

   하지만 건 부위는 처음부터 강하게 자극하지 않는 것이 좋고, 만약 환자가 처음이라고 하면 부드럽게 한 번 정도 넣었다가 빼는 게 좋습니다. 책을 보다 보면 3번 찌르고 3회 제삽 하는 것이 기본으로 나오는데, 침 치료를 별로 안 받아본 환자분들께 시도하면 원성을 살 수가 있습니다. 각 한의원에 내원하는 환자층마다 다르겠지만 처음엔 가볍게 시행하는 것이 부작용을 줄일 수 있습니다. 그래서 저는 한 번 넣었다 빼는 걸 가장 좋아합니다. 자극의 목표가 유착 박리가 아니라 출혈을 통한 재생반응의 촉진이기 때문에, 한 번의 자극으로도 충분히 목표를 이룰 수 있습니다. 다만 손상된 장소에 제대로 자극해야 하고, 그래서 압통점을 잘 찾아서 자극하는 것이 중요합니다.

마지막으로 꼭 당부할 것이 있습니다. 탄발지, 관절염, 골퍼 엘보 모두 비슷하지만 특히 테니스 엘보 같은 경우 치료를 잘해도 환자가 치료 후 팔을 많이 사용하면 회복하기 어렵습니다. 아무리 치료를 해도 다 허사가 되는 것이죠. 특히 도침과 같은 경우 치료 후 일을 지속하면 통증이 오히려 심해질 수 있습니다. 그래서 치료 전에 '환자분 내일 쉴 수 있으세요?'해서 '아니, 저 아이를 계속 봐야 하는데요.'하면 도침은 시술하지 않고 침 치료만 해드립니다. 회복을 목표로 한 강한 자극은 쉴 수 있을 때 해야 합니다. 하지만 근육은 이완을 목표로 하기 때문에 회복에 관계없이 도침을 시술해도 됩니다.

정말 마지막으로 당부드릴 말씀은 환자군 선별에 관한 것입니다. 최근에 팔꿈치에 스테로이드 주사치료를 하였지만 통증이 지속되는 분들은 절대로 도침치료 하시면 안됩니다. 그분들은 이미 지속된 스테로이드 주사로 건이 약해질때로 약해졌으며, 도침자극 후 회복될 가능성이 없습니다. 오히려 도침치료 후 자극만 되고 통증이 악화되어 컴플레인만 들을 가능성이 높습니다(제가 여러번 당했습니다). 스테로이드주사치료를 여러번 하였으며, 점점 주사를 맞는 주기가 짧아지는 분들은 사실 뭘해도 안됩니다. 가만히 쉬거나 수술하시는 것이 답입니다. 가벼운 침치료만 근육에 해주시거나, 자하거 약침을 건 주변부에 뿌려 염증 물질을 씻는다는 느낌으로 피하주입하면 통증완화에 도움이 될 수 있습니다. 환자분께 치료가 각별히 어려움을 설명하고 그렇게 치료해주시기 바랍니다.

3. 골퍼 엘보

1) 치료 적용 혈위(穴位)

주관절 외측과는 위험한 구조물이 없기 때문에 비교적 안전하게 치료할 수 있지만, 내측과는 주의할 필요가 있습니다. 오명진 원장님께서도 내측측부인대가 주관절의 안정성에 굉장히 중요하다고 하셨잖아요. 이 인대가 손상되면 팔꿈치를 움직이는데 고생할 수 있습니다. 그래서 저강도로 치료하는 게 좋고, 내측과를 잘 촉진한 후에 건 부착부만 자입하면 안전합니다[그림 23]. 치료 후 티칭은 주관절 외측과와 동일합니다.

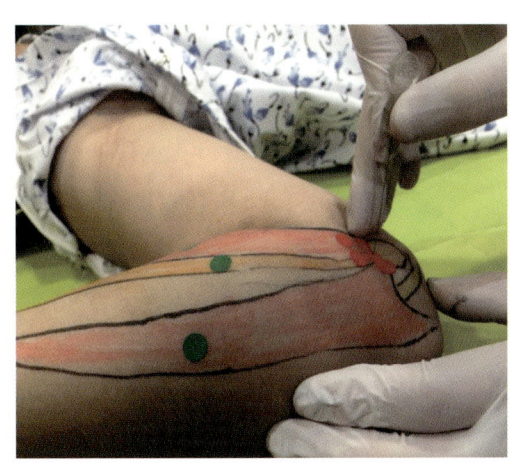

[그림 23]

제가 내측과를 치료하다가 인대 염좌를 일으킨 적이 한 번 있습니다. 도침 치료 다음 날 환자가 전화해서, "팔이 안 올라간다.", "팔꿈치를 굽히기가 어려운데 신경이 잘린 거 아니냐?" 라는 겁니다. 그래서 제가 손가락을 움직여 보셔라 하니 손가락은 다 움직여진다고 합니다. 그러면 일단 신경이 잘린 것은 아니죠. 그래서 환자에게 "신경이 잘린 건 아니고 삐끗한 거니 걱정하지 마세요."라고 했습니다. 호전되는 데는 10일 정도 걸렸습니다. 그래서 내측과를 잘 촉지한 후 건의 결 방향에 주의해서 자입 해야 합니다.

4. 손목터널증후군

손목터널증후군은 도침 치료를 시행하면 빠르게 회복시킬 수 있습니다. 원장님들이 근육을 뛰어넘어 도침의 매력에 빠지시겠다면, 손목터널증후군을 치료하면 바로바로 효과를 확인할 수 있기 때문에 재밌게 치료할 수 있습니다.

1) 치료 적용 혈위(穴位)

손목터널증후군은 손목에서 정중신경이 지나가는 터널이 좁아지면서 신경이 눌려 손끝이 저리는 질환입니다[그림 24] 좁아진 터널을 구성하는 주요 구조물인 횡수근인대(가로손목인대, transverse carpal ligament)를 절개해야 하는데, 이 인대는 손목(근위)보다는 손바닥 쪽(원위)에 있기 때문에 그곳에서 압통점을 찾아 치료해주는 것이 좋습니다.

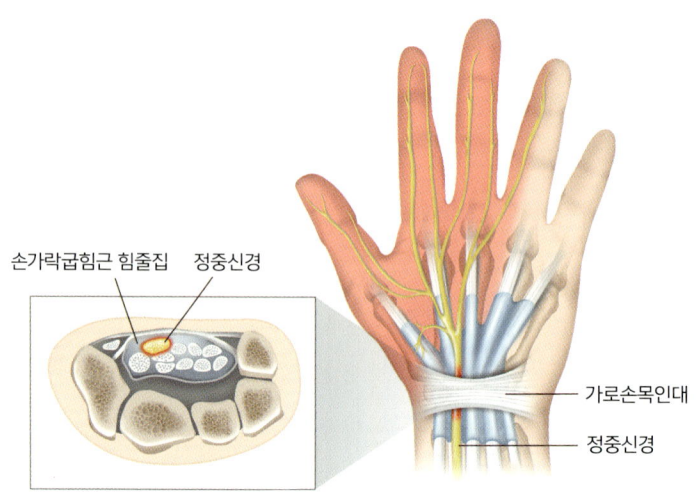

[그림 24]

손목터널증후군 같은 경우 수술 동영상을 유튜브(youtube)에서 찾아서 보면 도움이 됩니다. 'carpal tunnel syndrome surgery'로 검색해서 보면 '아! 저 인대를 자르는구나.', '저 정도 깊이에 인대가 있구나.'를 확실히 알 수 있습니다. 하지만 여기서 도침 치료가 절개 수술과 다른 점은 도침은 일부만 절개하고 수술은 완전하게 절개하는 것입니다. 저 같은 경우 인대의 가장 근위부인 두상골과 주상골 결절 사이에서 압통점을 찾아 그곳을 우선적으로 치료해 줍니다.

두상골과 주상골 결절 사이에서 세 번째 손가락 정중앙선을 내리면 그곳으로 정중신경이 지나갑니다. 거기에 압통점이 있을 경우, 저는 그곳을 직접 찔러서 정중신경을 자극하는 것을 선호합니다[그림 25]. 아주 천천히, 그리고 살짝 신경만 터치해주는 정도로 자극해줍니다. 정확한 수를 세진 않았지만 100여 건은 넘게 해보았고, 신경 손상이 일어난 적은 없습니다. 다만 진료 스타일상 꺼려진다면 정중앙에서 5㎜ 정도 비켜서 찔러주셔도 충분합니다.

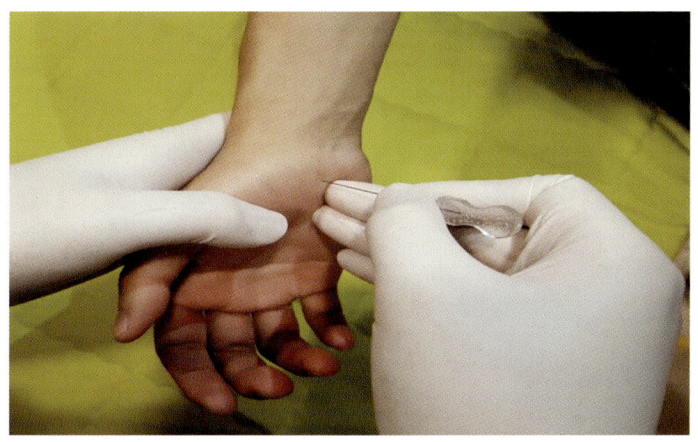

[그림 25]

횡수근인대와 정중신경을 자극할 때 중요한 것은 충분한 깊이까지 자극하는 것입니다. 2교시 때 초음파로 보셨듯이 정중신경이 손목에서 천층으로 가다가 원위부로 갈수록 비교적 심층으로 주행하는 것을 볼 수 있습니다. 유튜브 수술 동영상을 보면 횡수근인대가 생각보다 깊이 있습니다. 그래서 도침으로 자극해 줄 때 적어도 10㎜ 이상 자입 해야 충분히 손목터널을 이완시켰다고 할 수 있습니다.

2) 경증(輕症)과 중증(重症)

손목터널증후군은 경증과 중증이 있습니다. 경증은 간헐적으로 나타나는데, 환자가 와서 '지금은 괜찮은데 잘 때 심해요.', '아침에 일어나서 털면 좀 나아요.'라고 말하면 신경변성이 발생한 중증은 아닙니다. 어쩔 땐 눌렸다가, 어쩔 땐 안 눌렸다가 해서 증상이 심하지 않은 분들이고 쉽게 호전됩니다. 이런 경우엔 자신감 있게 '이 증상은 나을 수 있습니다. 저와 3번 정도 치료해봅시다.'라고 말씀하셔도 됩니다.

반면 '하루 종일 저려요.', '지금도 저려요.' 하면 약간 심한 편이라 '한번 치료해 봅시다.'라고 보수적으로 말씀하시는 것이 좋습니다. 그래도 치료가 잘되는 편이긴 하지만 다 치료된다고 하기엔 무리가 있습니다.

무지구근위축(엄지두덩위축, thenar atrophy)이 관찰되는 분들은 '이건 굉장히 심한 경우다. 경감은 될 테지만 중증이기 때문에 열심히 해보자.'라고 말씀하셔야 됩니다. 위축은 도침으로 치료한다고 해서 좋아지지 않습니다. 전침을 하면 좋아진다는 연구가 있긴 하지만 정말 오랜 기간 동안 시술해야 합니다. 이와 같이 경증과 중증을 나눠서 환자들에게 예후를 설명하면 훨씬 끌고 가기가 좋습니다.

3) 손목터널 절개 수술의 부작용

수술을 통해 횡수근인대를 완전 절개하면 인대가 양쪽으로 말려 들어가고 그 과정에서 기둥을 형성하게 됩니다. 손을 짚을 때마다 걸리적거리고 손이 아프게 되는데 이를 기둥통(pillar pain)이라고 합니다. 55명의 수술 환자를 대상으로 조사한 바에 따르면 기둥통이 발생할 확률은 12.7%입니다(Boya, 2008). 완전 절개하는 수술이 무의미한 것은 아닙니다. 다만 침 치료, 도침 치료, 휴식 등을 해보고 반응하지 않을 때 환자한테 수술을 권유하는 것이지 무조건 보내는 것은 결코 좋지 않다고 생각합니다. 그리고 손목터널에서 좁아지는 구간을 조사한 결과 근위부의 요측과 원위부 중앙에서 주로 두꺼워진다고 합니다(Pacek, 2010). 그래서 저는 전체를 완전 절개해야 할 필요가 별로 없다고 생각합니다. 또 김성철 교수님이 쓰신 수근관증후군 논문에서처럼 실제로 환자들의 통증이 감소하므로 자신 있게 치료하면 됩니다(임나라, 2008).

5. 손가락 관절염

손가락 관절염 초기에는 침 치료가 효과적이며 도침은 오히려 더 아프게 할 수 있지만, 만성적인 손가락 관절염에서는 도침의 치료 효과가 좋습니다. 손을 구부리지 못하고 근력도 떨어지는 상황이 많은데, 치료 후 ROM이 증가하고 근력도 강해집니다. 이러한 케이스를 후배원장님과 함께 잘 정리하여 발표하였습니다. (정지철, 2018)

    손가락 관절염은 진단이 쉽고 치료가 어렵지 않아서 도침을 처음 배울 때 시도할 만합니다. 잠시 제 이야기를 하면 저도 손가락 관절염을 치료하면서 도침에 재미를 붙이게 되었습니다. 공중보건의 시절 보건소에 근무할 때 출장 진료가 저의 일이었고, 그때 마을회관에 나가서 일주일에 한 번씩 침을 놔드렸습니다. 시골 할머님들 손가락을 보면 밭일을 많이 하셔서 마디마디가 두꺼워지고 아프고 그러시잖아요. 그런 분들의 손가락에 도침을 놔주면 너무 좋아지는 겁니다. 그다음 주에 환자분들이 가볍다고 하면서 친구들을 모셔오셨습니다. 그래서 그 당시 저는 뭐 자신감에 차 있었습니다. 원장님들, 공중보건의 시절엔 다 자신감에 차 있지 않습니까? 순진한 생각에 개원하면 환자 30명은 그냥 볼 것 같았습니다.

이렇게 해서 드디어 로컬로 나옵니다. 나와서 첫 손가락 관절염 환자를 만났습니다. 4~50대 아주머니로 기억합니다. 손가락 마디마디가 아프고 아침에 뻣뻣하고, PIP 관절에 열감도 살짝 있어서 도침을 자신 있게 놨습니다. 그런데 환자분이 다음날 와서 더 아프다고 합니다. 그래서 '당연히 더 아프다.', '낫느라 아픈 거다.'라고 하고 한 번 더 시술했고 그 이후로 다시는 그분을 볼 수 없었습니다. 이후에도 그런 사람들이 꽤 있었습니다. '아니 옛날에는 그렇게 잘 낫고 그 환자분들이 진짜 나를 좋아했는데, 지금은 왜 더 나가떨어지고, 안 오고, 더 아파하고…… 이게 왜 이러지? 이상하다.' 저는 처음에 짐작조차 안 했는데 나중에 곰곰이 생각해 보니까 그런 사람들이 관절염 초기였던 것이었습니다.

1) 치료 적용 혈위(穴位)

초기 환자분들은 측부인대에 침만 놔도 좋아집니다[그림 26의 1번, 그림27]. 왜냐하면 그 부위에 기질적인 병변이 오고, 골극이 생기고, 관절낭이 비후되는 등의 상황이 아니기 때문입니다. 또한 손가락 관절염은 초기에 측부인대 병변에서 시작되기 때문입니다(Tan, 2005). 잠깐 Tan의 논문을 살펴보겠습니다.

2000년대 초반에 고해상도 MRI가 나오면서 미세한 질병의 변화를 관찰하기가 용이해 졌습니다. 이걸 이용해 초기 손가락 관절염 환자들의 MRI를 찍어보니 의외로 관절연골 자체에는 병변이 없었습니다. 대신에 측부인대에 염증 및 부종이 일어나고 이것이 뼈를 자극하면서 골부종이 생기고 나중에 연골에 영향을 미치는 일련의 과정들을 확인했습니다. 처음엔 가볍게 시작하는 것이죠. 이런 사람들을 도침으로 자극하면 더 파괴되고 염증이 생겨서 오히려 더 아프게 됩니다. 결국 시술자를 원망하게 되고 내원하지 않습니다. 다만 말기의 관절염, 골극이 생기고 관절낭이 비후된 상태에서는 침만 놔서는 '저번하고 똑같다.'라는 환자의 말을 듣기가 쉽고, 그럴 땐 유착을 제거하고 재생을 유도하는 도침이 효과적입니다. 같은 병명이지만 시기에 따라 치료방법이 다르게 됩니다.

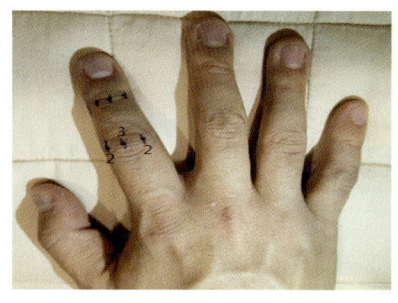 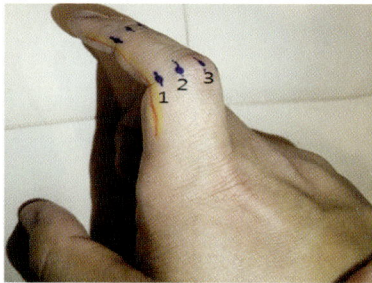 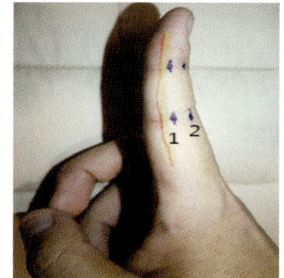

[그림 26]

손가락 관절염 치료혈은 세 부분 입니다[그림 26].

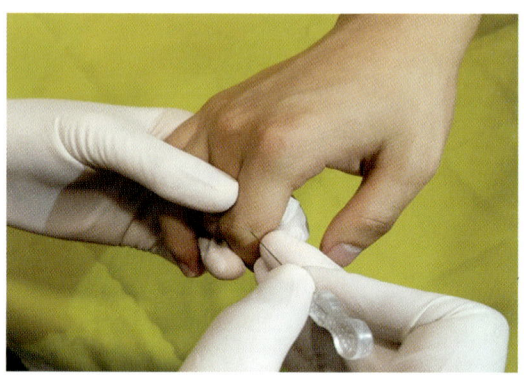

[그림 27]

　첫 번째는 측부인대입니다[그림 26의 1번, 그림27]. 손가락의 경우 측부인대의 약간 아래쪽으로 신경과 혈관이 지나갑니다. 손가락 옆을 보시면 적백육제가 있죠? 그 아래쪽으로 지나가기 때문에 적백육제 아래쪽은 잘 자극하지 않습니다.

　두 번째는 헤베르덴 결절(Heberden's node)과 부샤르 결절(Bouchard's node)이 생기는 부위입니다[그림 26의 2번, 그림28]. 이들 결절이 이미 형성된 분들은 누르면 대부분 압통을 호소하고, 그러면 그곳을 자극해주시면 됩니다. 결절이 사라지면 손가락 모양이 돌아오느냐고 묻는 환자들도 간혹 있습니다. 그러면 '모양이 돌아오진 않지만 아픈 것은 많이 줄어들 거다.'라고 말씀하시면 됩니다.

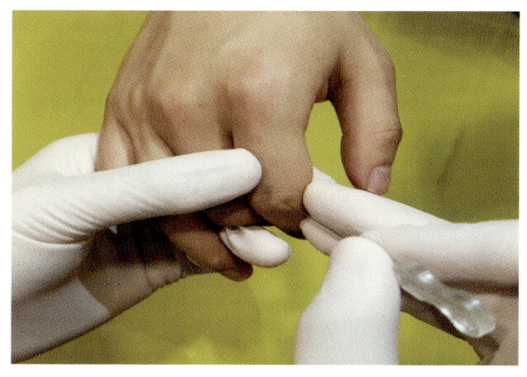
[그림 28]

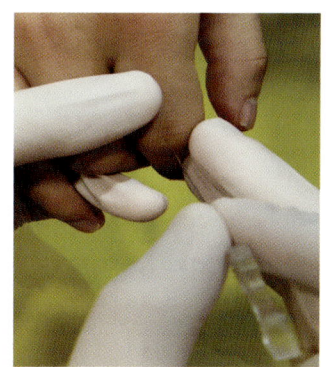
[그림 29]

　마지막은 수지신전근건이 관절을 지나가는 부위입니다[그림 26의 3번, 그림29]. 신전근건 부위는 압통만 있어도 자극할 수 있습니다. 이 부분만 자극해도 그 자리에서 굴곡이 좋아지는 경우가 적지 않습니다.

　세 부분 모두 눌러봐서 압통이 있을 때만 자입 하는데, 모두 뼈까지 진입하고 날의 방향은 세로로 하여 신전근건이나 신경 및 혈관의 손상을 방지합니다.

　인체 어디를 치료하건 도침 치료 시 가장 중요한 것은 환자와의 소통입니다. 손가락 관절의 ROM이 저하된 환자라면 치료 전에 꼭 물어보셔야 합니다. '손가락 구부릴 때 어디가 제일 당기고 아프세요?' 그때 환자가 '구부릴 때 여기가 당기고 아프다.'라고 말합니다. 여기가 PIP의 신전근건이 될 수도 있고, 골극이 될 수도 있습니다. 환자가 말하는 것이 대부분 정답입니다. 환자가 호소하는 부위와 나의 해부학적 지식을 합쳐서 얼마나 치료 점을 잘 찾는가, 이것이 치료의 핵심입니다.

6. 탄발지

개인적으로는 상지부의 도침 치료에서 탄발지를 치료하는 것이 가장 어렵습니다. 무엇보다 치료 시에 통증이 가장 심하며, 통증에도 불구하고 완전히 걸리지 않을 때까지 치료해야 하기 때문입니다.

1) 치료 적용 혈위(穴位)

탄발지는 수지 굴근건이 두꺼워지면서 활차(pulley)에 건이 걸리는 질환입니다. 여기엔 두 가지 치료 포인트가 있습니다. 활차 자체를 절개하는 방법과 알갱이처럼 두꺼워진 건을 자극해서 건의 회복을 도모하는 방법입니다.

먼저 활차를 절개하는 방법을 알아보겠습니다. 활차 중 탄발지가 가장 빈번히 일어나는 곳은 A1 활차인데, 시작하는 곳은 우리가 대략적으로 감정선이라고 말하는 손금 위치 정도 됩니다. 하지만 보다 정확히 들어가야 하겠죠? 일단 [그림 30]을 보겠습니다.

연구에 따르면 손가락이 시작되는 주름선을 기준으로, 손가락의 근위지절골 길이와 A1 활차가 시작되는 곳의 길이가 같습니다(Wilhelmi, 2001). 그래서 근위지절골의 길이를 측정하고 그만큼 손 쪽으로 내려와서 포인트를 잡고 그 위로 절개하면 됩니다. 조작은 활차를 째준다는 느낌으로 아래에서부터 위로 절개해 올라가면 됩니다.

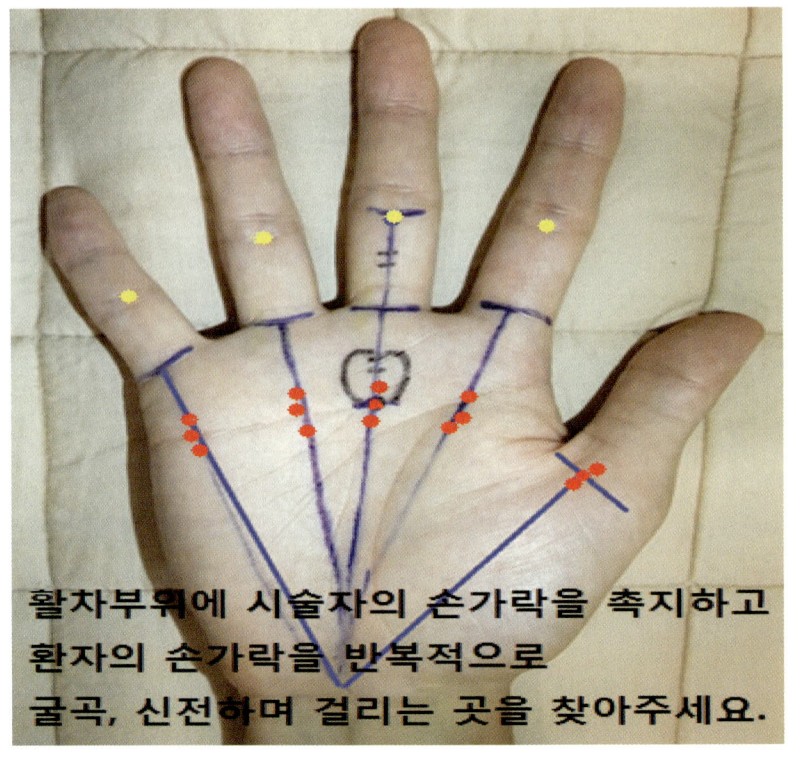

[그림 30]

두 번째는 알갱이처럼 두꺼워진 건 자체를 치료하는 방법입니다. 이것은 환자가 굴신을 반복하면서 걸리는 부분을 찾습니다. 찾은 후 위치가 바뀌지 않게 주의하면서 건을 가볍게 터치한다는 느낌으로 1~2회 자극합니다. 도침의 칼날 방향은 모두 건과 평행한 방향입니다.

2) 단계별 치료 및 예후

여기도 예후가 중요합니다. Green's Classification에 따라서 분류하면 Grade 1은 통증만 있고 심하게 걸리지 않는 상태입니다(Dala-Ali, 2012). 이 단계에선 치료가 잘되기 때문에 침이나 사혈 등으로도 시작해 봐도 좋습니다. 그러다 호전이 되지 않는 경우 도침을 하면 대부분 좋아집니다. Grade 2는 걸리지만 능동 신전이 가능한 상태이고, Grade 3은 잠김(locking)이 심하고 수동으로만 신전 되는 상태입니다. Grade 2 이상부터는 도침으로 활차를 절개해야 호전을 보입니다만 쉽진 않습니다. 또한 도침은 좋은 도구이지만 치료 시 통증을 동반하기 때문에 여러 차례 자입 해서 활차만을 건드리기가 쉽지 않습니다. 그래서 이런 탄발지를 치료하실 때엔 꼭 섬수마취를 한 후에 시도해 보시고, 환자에게 3회 정도로 나누어 치료한다고 말씀해 주시는 것이 좋습니다.

탄발지는 티칭을 꼭 잘해주셔야 합니다. 이곳은 많이 사용하면 자꾸 염증이 생기고 증상이 악화되기 때문에 가능하다면 부목(splint)을 착용하는 것이 좋고(Colbourn, 2008), 안 되더라도 쓰지 말라고 강하게 티칭 해야 합니다. '쓰면 안 낫는다.', '일주일간 쓰지 마세요.'라고 잘 안내해 주시기 바랍니다.

긴 강의 들어주셔서 감사합니다. 저 역시 도침을 많이 쓰지만 빈도로 보면 침을 더 많이 씁니다. 당연하겠지만 도침이 모든 질환에 효과가 있고 모든 것을 치료한다고 생각하지 않습니다. 일부 질환에서 좀 더 좋은 효과가 있을 뿐이니 적재적소에 잘 활용하면 더욱 좋을 것이라 생각됩니다. 감사합니다.

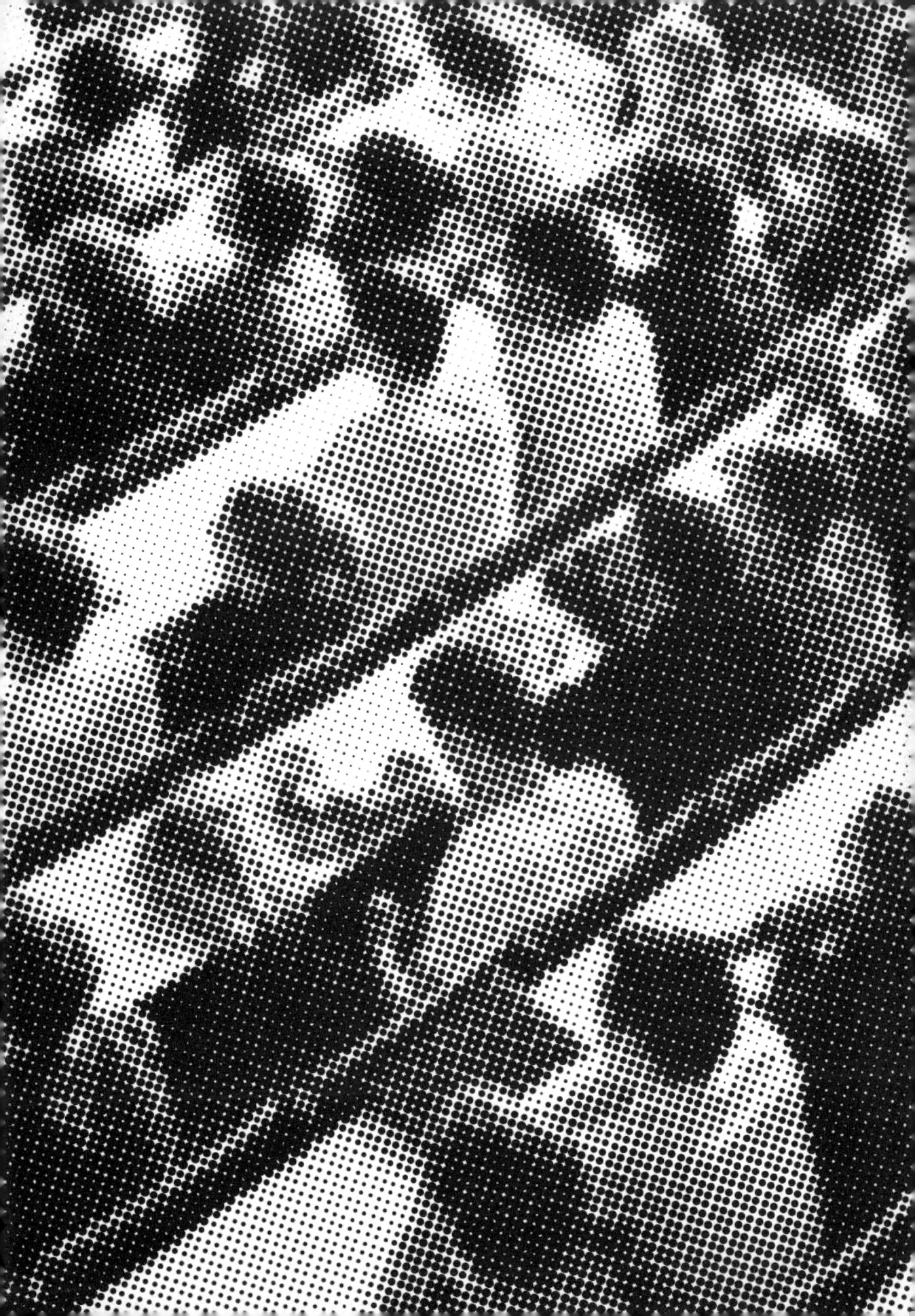

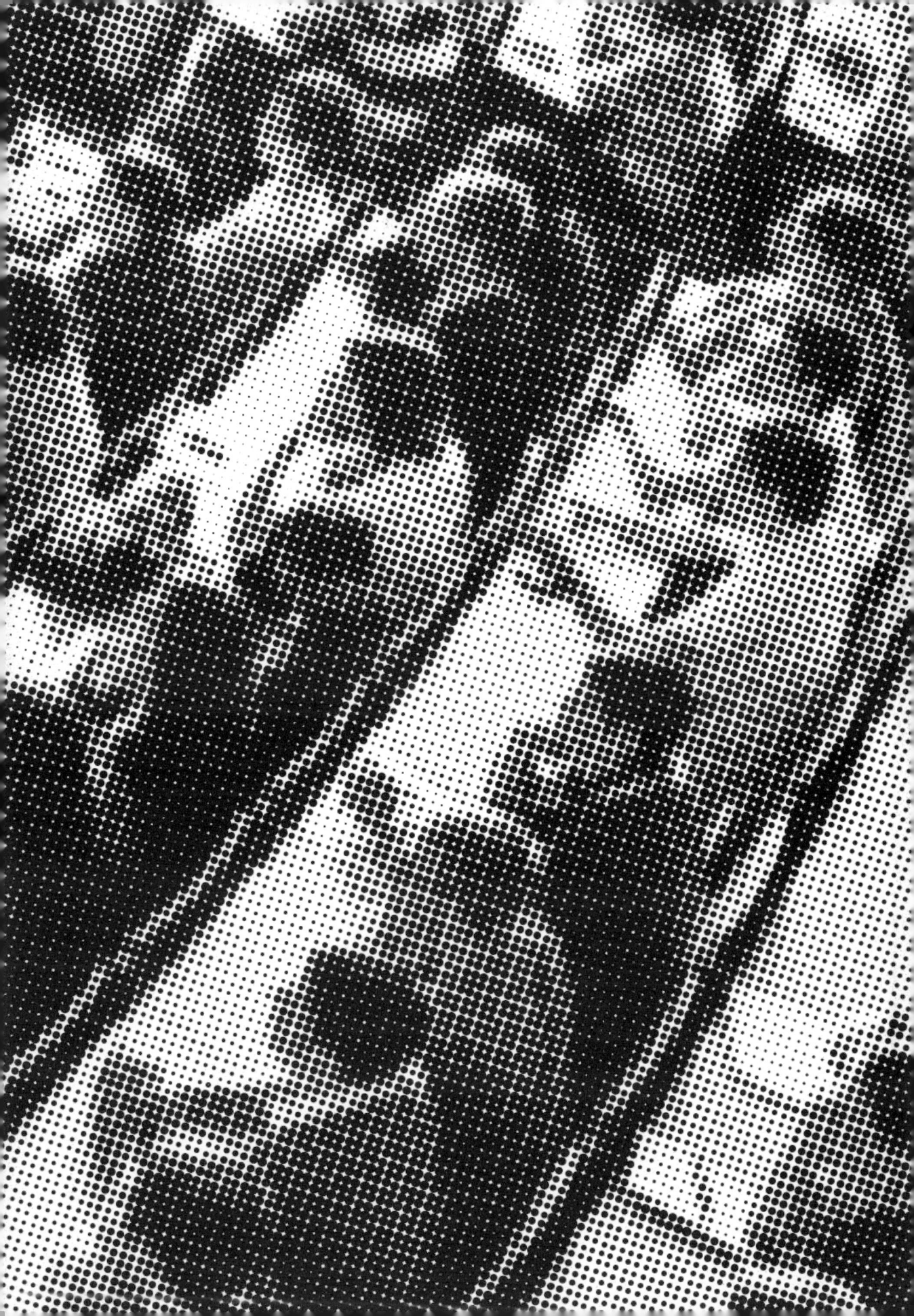

참고 문헌

1교시. 팔꿈치, 손목, 손 질환의 해부, 진단 및 치료

총론: 개요 및 진단방법

1 **병력 청취** History Taking

2 **이학적 검사** Physical Examination

Douglass AB, Bope ET. Evaluation and treatment of posterior neck pain in family practice. J Am Board Fam Pract. 2004; 17 Suppl: S13-22.

3 **외력-염좌 곡선** Stress-strain Curve

4 **건과 인대** Tendon and Ligament

Puddu G, Ippolito E, Postacchini F. A classification of Achilles tendon disease. Am J Sports Med. 1976; 4(4): 145-50.

5 **경추 문제의 감별**

1) **피부분절** Dermatomes

Sherrington CS. Experiments in Examination of the Peripheral Distribution of the Fibres of the Posterior Roots of Some Spinal Nerves. Philos Trans R Soc Lond B Biol Sci. 1893; 184: 641-763

Head H, Campbell AW. THE PATHOLOGY OF HERPES ZOSTER AND ITS BEARING ON SENSORY LOCALISATION. Brain. 1900; 23(3): 353-62.

Foerster O. THE DERMATOMES IN MAN. Brain. 1933; 56(1): 1-39.

Lee MW, McPhee RW, Stringer MD. An evidence-based approach to human dermatomes. Clin Anat. 2008; 21(5): 363-73.

2) 근육분절 Myotomes

3) 후관절 Facet Joint

Dwyer A, Aprill C, Bogduk N. Cervical zygapophyseal joint pain patterns. I: A study in normal volunteers. Spine (Phila Pa 1976). 1990; 15(6): 453-7.

Fukui S, Ohseto K, Shiotani M, et al. Referred pain distribution of the cervical zygapophyseal joints and cervical dorsal rami. Pain. 1996; 68(1): 79-83.

Windsor RE, Nagula D, Storm S, et al. Electrical stimulation induced cervical medial branch referral patterns. Pain Physician. 2003; 6(4): 411-8.

Cooper G, Bailey B, Bogduk N. Cervical zygapophysial joint pain maps. Pain Med. 2007; 8(4): 344-53.

Manchikanti L, Boswell MV, Singh V, et al. Prevalence of facet joint pain in chronic spinal pain of cervical, thoracic, and lumbar regions. BMC Musculoskelet Disord. 2004; 5: 15.

Bogduk N. The anatomy and pathophysiology of neck pain. Phys Med Rehabil Clin N Am. 2003; 14(3): 455-72.

Maigne R, Nieves WL. Diagnosis and Treatment of Pain of Vertebral Origin. 2nd ed. FL: CRC Press; 2005. 103-12 p.

6 말초신경의 병변 Peripheral neuropathy

7 건병증 Tendinopathy

Nourissat G, Berenbaum F, Duprez D. Tendon injury: from biology to tendon repair. Nat Rev Rheumatol. 2015; 11(4): 223-33.

Puddu G, Ippolito E, Postacchini F. A classification of Achilles tendon disease. Am J Sports Med. 1976; 4(4): 145-50.

Khan KM, Cook JL, Taunton JE, et al. Overuse tendinosis, not tendinitis part 1: a new paradigm for a difficult clinical problem. Phys Sportsmed. 2000; 28(5): 38-48.

8   전침과 콜라겐 Electroacupuncture and collagen fibers

de Almeida Mdos S, de Freitas KM, Oliveira LP, et al. Acupuncture increases the diameter and reorganisation of collagen fibrils during rat tendon healing. Acupunct Med. 2015; 33(1): 51-7.

Inoue M, Nakajima M, Oi Y, et al. The effect of electroacupuncture on tendon repair in a rat Achilles tendon rupture model. Acupunct Med. 2015; 33(1): 58-64.

Araújo RC, Franciulli PM, Assis RO, et al. Effects of laser, ultrasound and electrical stimulation on the repair of achilles tendon injuries in rats: a comparative study. Braz J Morphol Sci. 2007; 24(3): 187-91.

Julias M, Edgar LT, Buettner HM, et al. An in vitro assay of collagen fiber alignment by acupuncture needle rotation. Biomed Eng Online. 2008; 7: 19.

Khan K, Cook J. The painful nonruptured tendon: clinical aspects. Clin Sports Med. 2003; 22(4): 711-25.

Wang F, Cui GW, Kuai L, et al. Role of Acupoint Area Collagen Fibers in Anti-Inflammation of Acupuncture Lifting and Thrusting Manipulation. Evid Based Complement Alternat Med. 2017; 2017: 2813437.

9   인대 및 힘줄의 회복 과정 Ligament and tendon healing process

10   신경병증 Neuropathy

Wahab KW, Sanya EO, Adebayo PB, et al. Carpal Tunnel Syndrome and Other Entrapment Neuropathies Oman Med J. 2017; 32(6): 449-54.

Tsairis P, Dyck PJ, Mulder DW. Natural history of brachial plexus neuropathy. Report on 99 patients. Arch Neurol. 1972; 27(2): 109-17.

11   이학적 검사 Physical Examination

12   생체역학 Biomechanics

13   근막 Myofascia

각론: 다빈도 질환 증례 Case of Frequent Diseases

Ohlsson K, Attewell RG, Johnsson B, et al. An assessment of neck and upper extremity disorders by questionnaire and clinical examination. Ergonomics. 1994; 37(5): 891-7.

1 **흉곽출구증후군** Thoracic outlet syndrome

Sanders RJ, Hammond SL, Rao NM. Diagnosis of thoracic outlet syndrome. J Vasc Surg. 2007; 46(3): 601-4.

Sanders RJ, Hammond SL, Rao NM. Thoracic outlet syndrome: a review. Neurologist. 2008; 14(6): 365-73.

2 **테니스 엘보** Tennis elbow

3 **골퍼 엘보** Golfer elbow

4 **손목터널증후군** Carpal tunnel syndrome

Maeda Y, Kim H, Kettner N, et al. Rewiring the primary somatosensory cortex in carpal tunnel syndrome with acupuncture. Brain. 2017; 140(4): 914-27.

Ashworth NL. Carpal Tunnel Syndrome Clinical Presentation [Internet]. NY: Medscape; [updated 2018 Feb 27; cited 2018 Apr 4]. Available from: https://emedicine.medscape.com/article/327330-clinical#b4.

5 **드쿼르벵 병** De quervain's disease

6 **손목 염좌** Wrist Sprain

7 **손목과 손가락의 관절염** Arthritis of wrist and finger

8 **탄발지** Trigger finger

9 **요골신경마비** Radial nerve palsy

3교시. 팔꿈치, 손목, 손가락의 도침치료

총론

1 **도침의 연구현황**

1) 도침치료 메타분석 연구 현황

陸瑩, 周建斌, 李開平. 鍼刀結合觸激術治療梨狀肌綜合征療效觀察. 遼寧中醫雜誌. 2017; 44(6): 1287-9.

윤상훈, 정신영, 권찬영, 등. 한국 내 도침술의 정의와 용어 표준화를 위한 제안. 대한한의학회지. 2018; 39(2): 13-28.

Liu FS, Zhou FY, Zhao MM, et al. Acupotomy Therapy for Chronic Nonspecific Neck Pain: A Systematic Review and Meta-Analysis. Evid Based Complement Alternat Med. 2017; 2017: 6197308.

김수영, 박지은, 서현주, 등. (NECA) 체계적 문헌고찰 매뉴얼. 서울: 한국보건의료연구원 신의료기술평가사업팀; 2011. 141-2 p.

2) 근막통증증후군에서의 도침사용

Li X, Wang R, Xing X, et al. Acupuncture for Myofascial Pain Syndrome: A Network Meta-Analysis of 33 Randomized Controlled Trials. Pain Physician. 2017; 20(6): E883-E902.

2 **도침의 치료기전**

1) 퇴행성 슬관절염에 대한 일반침과 도침의 비교

Lin M, Li X, Liang W, et al. Needle-knife therapy improves the clinical symptoms of knee osteoarthritis by inhibiting the expression of inflammatory cytokines. Exp Ther Med. 2014; 7(4): 835-42.

2) 요통을 유발시킨 쥐에서 전침과 도침의 비교

Guo C, Liu N, Li X, et al. Effect of acupotomy on nitric oxide synthase and beta-endorphin in third lumbar vertebrae transverse process syndrome model rats. J Tradit Chin Med. 2014; 34(2): 194-8.

Yu JN, Guo CQ, Hu B, et al. Effects of acupuncture knife on inflammatory factors and pain in third lumbar vertebrae transverse process syndrome model rats. Evid Based

Complement Alternat Med. 2014; 2014: 892406.

3) 퇴행성 슬관절염 모델에서 도침과 히알루론산 효과 비교

Yu D, Xueling Y, Yongcheng W, et al. Acupotomy versus sodium hyaluronate for treatment of knee osteoarthritis in rabbits. J Tradit Chin Med. 2017; 37(3): 404-11.

4) 퇴행성 슬관절염 모델에서 관절재생 신호에 영향을 주는 도침의 효과

Ma SN, Xie ZG, Guo Y, et al. Effect of Acupotomy on FAK-PI3K Signaling Pathways in KOA Rabbit Articular Cartilages. Evid Based Complement Alternat Med. 2017; 2017: 4535326.

3 도침의 실제적 사용

Gellhorn AC, Katz JN, Suri P. Osteoarthritis of the spine: the facet joints. Nat Rev Rheumatol. 2013; 9(4): 216-24.

Sjostrom H, Allum JH, Carpenter MG, et al. Trunk sway measures of postural stability during clinical balance tests in patients with chronic whiplash injury symptoms. Spine (Phila Pa 1976). 2003; 28(15): 1725-34.

1) 뇌졸중 후 강직에 대한 도침치료: 증례 보고

윤상훈, 조희근, 송민영. 뇌졸중 후 강직에 대한 도침치료: 3 증례보고. 한방재활의학과학회지. 2018; 28(1): 145-52.

김근태, 정명은. 뇌졸중 후 하지의 근골격계 문제. 뇌신경재활. 2016; 9(1): 13-9.

Sommerfeld DK, Eek EU, Svensson AK, et al. Spasticity after stroke: its occurrence and association with motor impairments and activity limitations. Stroke. 2004; 35(1): 134-9.

Rosales RL, Chua-Yap AS. Evidence-based systematic review on the efficacy and safety of botulinum toxin-A therapy in post-stroke spasticity. J Neural Transm (Vienna). 2008; 115(4): 617-23.

2) 말초성 외상 후 경부 근긴장이상증에 대한 도침치료: 증례 보고

윤상훈, 조희근, 권민구, 등. 말초성 외상후 경부 근긴장이상증에 대한 도침치료: 증례 보고. 한방재활의학과학회지. 2018; 28(1): 161-6.

Jankovic J. Peripherally induced movement disorders. Neurol Clin. 2009; 27(3): 821-32.

건강보험심사평가원. 질병 소분류(3단 상병) 통계 [인터넷]. 원주: 건강보험심사평가원; 2017 Dec 07 [인용일 2018 Jun 24]. Available from: http://opendata.hira.or.kr/op/opc/

olap3thDsInfo.do.

3) 통증과 근육 긴장에 효과적인 도침치료

Tanaka TH, Leisman G, Nishijo K. The physiological responses induced by superficial acupuncture: a comparative study of acupuncture stimulation during exhalation phase and continuous stimulation. Int J Neurosci. 1997; 90(1-2): 45-58.

Tough L. Lack of effect of acupuncture on electromyographic (EMG) activity--a randomised controlled trial in healthy volunteers. Acupunct Med. 2006; 24(2): 55-60.

Falla D, Cescon C, Lindstroem R, et al. Muscle Pain Induces a Shift of the Spatial Distribution of Upper Trapezius Muscle Activity During a Repetitive Task: A Mechanism for Perpetuation of Pain With Repetitive Activity?. Clin J Pain. 2017; 33(11): 1006-13.

Winkelstein BA, Nightingale RW, Richardson WJ, et al. The cervical facet capsule and its role in whiplash injury: a biomechanical investigation. Spine (Phila Pa 1976). 2000; 25(10): 1238-46.

Vas L, Pai R, Khandagale N, et al. Pulsed radiofrequency of the composite nerve supply to the knee joint as a new technique for relieving osteoarthritic pain: a preliminary report. Pain Physician. 2014; 17(6): 493-506.

Hodges PW. Pain and motor control: From the laboratory to rehabilitation. J Electromyogr Kinesiol. 2011; 21(2): 220-8.

4 도침치료의 주의사항

Chao M, Wu S, Yan T. The effect of miniscalpel-needle versus steroid injection for trigger thumb release. J Hand Surg Eur Vol. 2009; 34(4): 522-5.

Southworth SR, Hartwig RH. Foreign body in the median nerve: a complication of acupuncture. J Hand Surg Br. 1990; 15(1): 111-2.

Sobel E, Huang EY, Wieting CB. Drop foot as a complication of acupuncture injury and intragluteal injection. J Am Podiatr Med Assoc. 1997; 87(2): 52-9.

정현주, 임경실, 홍상현, 등. 액와 상완신경총 차단 후 발생한 지속적 상완신경총 손상. Kor J Anesthesiol. 2006; 50(6): 718-22.

5 도침과 병행하면 좋은 치료

1) 섬수약침

이득주, 권강, 서형식. 섬수약침 마취 후 수술적으로 제거된 표피낭종 증례. 한방안이비인후부과학회지. 2017; 30(2): 165-9.

강계성, 권기록. 蟾酥에 關한 文獻的 考察. J Pharmacopunct. 2001; 4(2): 35-47.

2) 아이스팩

Kesikburun S, Tan AK, Yilmaz B, et al. Platelet-rich plasma injections in the treatment of chronic rotator cuff tendinopathy: a randomized controlled trial with 1-year follow-up. Am J Sports Med. 2013; 41(11): 2609-16.

3) 테이핑

각론

1. 흉곽출구증후군

1) 흉곽출구증후군 vs 경추 추간판 탈출증

2) 치료 적용 혈위(穴位)

Chou PC, Huang YC, Hsueh CJ, et al. Retrospective study using MRI to measure depths of acupuncture points in neck and shoulder region. BMJ Open. 2015; 5(7): e007819.

2 테니스 엘보

1) 테니스 엘보와 건증

Bisset L, Beller E, Jull G, et al. Mobilisation with movement and exercise, corticosteroid injection, or wait and see for tennis elbow: randomised trial. BMJ. 2006; 333(7575): 939.

Williams JG. Achilles tendon lesions in sport. Sports Med. 1986; 3(2): 114-35.

Jarvinen M, Jozsa L, Kannus P, et al. Histopathological findings in chronic tendon disorders. Scand J Med Sci Sports. 1997; 7(2): 86-95.

Dragoo JL, Wasterlain AS, Braun HJ, Platelet-rich plasma as a treatment for patellar tendinopathy: a double-blind, randomized controlled trial. Am J Sports Med. 2014; 42(3): 610-8.

Krey D, Borchers J, McCamey K. et al. Tendon needling for treatment of tendinopathy: A systematic review. Phys Sportsmed. 2015; 43(1): 80-6.

Sandberg M, Lundeberg T, Lindberg LG, et al. Effects of acupuncture on skin and muscle blood flow in healthy subjects. Eur J Appl Physiol. 2003; 90(1-2): 114-9.

Zhang R, Lao L, Ren K, et al. Mechanisms of acupuncture-electroacupuncture on persistent pain. Anesthesiology. 2014; 120(2): 482-503.

2) 초음파 진단을 통한 주관절 외상과염 증례 보고

임나라, 임진영, 김동웅, 등. 초음파 진단을 통한 주관절 외상과염의 침도 치료 임상 증례 보고. J Pharmacopunct. 2011; 14(2): 53-9.

김병성, 민경대, 차장규, 등. 주관절 외상과염에서 초음파를 이용한 단 요수근 신건 두께의 측정. 대한정형외과학회지. 2009; 44(5): 542-7.

3 골퍼 엘보
1) 치료 적용 혈위(穴位)

4 수근관 증후군
1) 치료 적용 혈위(穴位)
2) 경증(輕症)과 중증(重症)
3) 수근관 절개 수술의 부작용

Boya H, Özcan Ö, Özteki N HH. Long-term complications of open carpal tunnel release. Muscle Nerve. 2008; 38(5): 1443-6.

Pacek CA, Chakan M, Goitz RJ, Morphological analysis of the transverse carpal ligament. Hand (N Y). 2010; 5(2): 135-40.

임나라, 김성철, 장은하, 등. 수근관 증후군에 관한 침도 침술의 유효성에 관한 임상증례보고. 대한침구학회지. 2008; 25(4): 163-70.

5 손가락 관절염
1) 치료 적용 혈위(穴位)

Tan AL, Grainger AJ, Tanner SF, et al. High-resolution magnetic resonance imaging for the assessment of hand osteoarthritis. Arthritis Rheum. 2005; 52(8): 2355-65.

6 탄발지
1) 치료 적용 혈위(穴位)

Wilhelmi BJ, Snyder N 4th, Verbesey JE, et al. Trigger finger release with hand surface landmark ratios: an anatomic and clinical study. Plast Reconstr Surg. 2001; 108(4): 908-15.

2) 단계별 치료 및 예후

Dala-Ali BM, Nakhdjevani A, Lloyd MA, et al. The efficacy of steroid injection in the treatment of trigger finger. Clin Orthop Surg. 2012; 4(4): 263-8.

Colbourn J, Heath N, Manary S, et al. Effectiveness of splinting for the treatment of trigger finger. J Hand Ther. 2008; 21(4): 336-43.